Le Pouvoir de la Dopamine

Techniques Scientifiques pour Améliorer ton Humeur, Booster ta Motivation et Trouver l'Équilibre dans un Monde Distrait, sans Habitudes Négatives

Logan Mind

Un cadeau pour vous !

"Intelligence Émotionnelle pour Réussir Socialement"

Voici ce que tu trouveras dans ce **livre** :

• Des stratégies pour améliorer ton **intelligence** émotionnelle.

• Des conseils pratiques pour renforcer tes **relations** sociales.

• Des techniques pour gérer tes **émotions** dans des situations stressantes.

Clique ou suis le lien ci-dessous pour **bénéficier** du bonus gratuitement :

https://pxl.to/loganmindfreebook

Télécharge aussi tes 3 EXTRAS GRATUITS !

Ces ressources complémentaires sont parfaites pour approfondir ta **lecture** et assurer un succès durable. Ne manque pas de les télécharger aujourd'hui pour maximiser l'**impact** de ce livre.

Les extras sont :

• Un PDF téléchargeable et pratique : Défi de 21 Jours pour le livre.

• Le texte "101+ Micro-Habitudes pour Maintenir Équilibre à Long Terme de la Dopamine" déjà en anglais, sans besoin de traduction.

• Une Checklist Rapide pour Habitudes : Niveau Constant de Dopamine

Clique ou suis le lien ci-dessous pour obtenir ces **ressources** gratuitement :

https://pxl.to/12-tpod-lm-extras

Autres Livres

Ta quête de **sérénité** commence ici, mais elle ne doit pas s'arrêter là. Tu trouveras de nombreux autres ouvrages qui complètent merveilleusement celui que tu tiens entre les mains. Plonge-toi dans la collection **Calm Your Mind NOW!** et ose aller plus loin. **Letting Go** te guidera vers la libération des tensions inutiles, tandis que **Rewire Your Brain** te montrera comment transformer tes schémas de pensée pour mieux vivre chaque instant. Besoin de vaincre ta timidité? **Overcoming Social Anxiety** est fait pour toi.

Si guérir de blessures profondes est ta priorité, explore la série **Heal Your Mind NOW** avec **How to Heal from Family Trauma**. Et peux-tu mettre en doute la personne incroyable que tu es? **You Are Amazing** de la série **Improve Yourself NOW** te le rappelle parfaitement.

Pour découvrir l'intégralité de mes livres, suis ces étapes simples:

• Clique sur le lien ci-dessous

• Sélectionne "All My Books"

• Choisis tes prochains livres coups de cœur

• Retrouve mes informations de contact en bas de la page

Découvre tous mes livres et contacts ici:

https://pxl.to/LoganMind

Aidez-moi !

Lorsque tu auras terminé de lire, j'aimerais te demander une petite faveur. Écrire et partager ce que tu as pensé de ce bouquin ne prend que quelques secondes, mais ça fait une énorme différence pour un auteur indé comme moi. **Ton soutien** permet de rendre des rêves possibles.

Si t'as kiffé ce que t'as lu, je te serais reconnaissant de prendre un moment pour laisser un **commentaire** honnête sur le lien ci-dessous. Chaque avis compte, et tes mots peuvent vraiment aider de nouveaux lecteurs à découvrir ce livre.

Si t'as des suggestions ou des idées pour améliorer mon taf, je serais ravi de les recevoir par mail. Tu peux trouver les infos de contact au même lien ci-dessous.

Pour résumer :

• Ton avis, même bref, compte beaucoup.

• Partager ton opinion aide directement à faire connaître ce bouquin à un plus large public.

• Tes suggestions sont les bienvenues.

Tu peux aussi retrouver le lien en scannant le code QR après avoir choisi ton exemplaire.

Ça ne prend que quelques secondes mais ta voix a un **impact énorme**.

Visite ce lien pour laisser un commentaire :

https://pxl.to/12-tpod-lm-review

Rejoignez mon équipe de critique !

Merci beaucoup d'avoir pris le temps de lire mon **livre** ! Si tu es **passionné** de lecture, j'aimerais t'offrir la possibilité de faire partie de mon équipe de **critique**. Imagine recevoir une copie **gratuite** de mon prochain livre en échange de ton avis honnête. Ton **feed-back** est précieux et il m'aide vraiment dans mon travail d'**écriture**.

Comment rejoindre l'équipe :

• Clique sur le lien ci-dessous.

• Remplis les informations demandées pour t'inscrire.

• Tu seras averti chaque fois que je sortirai un nouveau **livre**, afin de pouvoir recevoir ton exemplaire.

Découvre l'équipe en cliquant sur le lien ci-dessous:

https://pxl.to/loganmindteam

Introduction

T'es-tu déjà demandé pourquoi ta **motivation** s'envole parfois comme par magie ? Ou pourquoi ce qui te passionnait hier te laisse indifférent aujourd'hui ? T'inquiète, t'es pas le seul. Le coupable ? La **dopamine**. Cette petite molécule dans ton cerveau que tu peux ni voir ni toucher, mais qui change absolument tout.

Ce que je trouve fascinant, c'est à quel point la dopamine influence presque tous les aspects de nos vies, souvent à notre insu. Elle est comme une règle invisible dans ta tête qui dicte tes **humeurs**, ta motivation, tes décisions. Tu pourrais même dire que cette molécule est sacrément têtue, se cachant derrière pas mal de tes habitudes, bonnes ou mauvaises. C'est ça qu'on va explorer ensemble.

Ce n'est pas juste un rapide tour d'horizon sur la dopamine ou une brève intro sur son fonctionnement. Pas du tout. C'est bien plus profond. Je me pose ces questions depuis des années parce que j'ai réalisé un jour que, autant la dopamine peut nous offrir ces doses d'**euphorie** et de satisfaction, elle peut aussi être la source de notre déséquilibre mental. Tu t'es peut-être demandé pourquoi on devient accro à nos **téléphones**, pourquoi on se tourne vers des plaisirs instantanés - C'est la dopamine.

Le truc, c'est qu'il ne s'agit pas simplement de comprendre la dopamine pour s'en débarrasser ou la minimiser – pas du tout. On vit dans un monde où tout est conçu pour capter notre **attention** et stimuler notre système dopaminergique. Et si on fait pas gaffe, eh bien, c'est un coup à perdre ce sens d'équilibre interne. C'est pourquoi, dans ce bouquin, on plonge – ou plutôt je t'emmène revoir nos modes de vie et repenser la manière dont on "gère" la dopamine.

Mais t'inquiète, je vais pas te bombarder de jargon scientifique pour rendre le tout encore plus confus. Mon but, c'est de te montrer simplement comment cette minuscule molécule crée des montagnes russes émotionnelles et pourquoi parfois t'as l'impression d'être coincé dans un cycle dont tu peux pas t'échapper. L'un des principaux soucis pour beaucoup d'entre nous aujourd'hui, c'est juste... la **surcharge**. Comme si notre cerveau ne pouvait pas supporter l'énorme volume de stimulations par cette sacrée dopamine. On finit alors soit stressé, soit apathique, et rien ne semble suffisant.

Là où ce livre, enfin, plutôt notre discussion ici, prend un tournant, c'est qu'au lieu de juger ce phénomène, on va apprendre à comprendre, à ajuster et à utiliser ces mécanismes naturels – avec finesse. Il y aura sûrement des moments de remise en question. Je connais déjà les objections : "Mais, sérieux, grimper sur les escarpements de la neurobiologie juste pour vivre un peu mieux ? C'est sûrement compliqué." Non ? Jusqu'au moment où tu réalises que tout est en jeu – que c'est ton propre équilibre, ta propre paix mentale, et même la qualité de tes relations. Préparer un plan efficace pour réguler ton taux de dopamine est probablement une des décisions les plus sages que tu puisses prendre. Tu verras, c'est pas aussi difficile que ça en a l'air.

En tant que penseur et observateur, j'ai vu des tonnes de stratégies et méthodes débarquer dans ce domaine. Sauf que la plupart sont éphémères, superficielles, ou même culpabilisantes parfois. Ce n'est pas le but ici. L'objectif est simple. Te donner la capacité de tirer profit de ces révélations scientifiques de manière réfléchie et durable, tout en ressourçant correctement ta dopamine – car, oui, cette molécule a aussi de superbes côtés.

Bref, je pourrais continuer encore longtemps à te parler de ce que je connais, ce que j'ai vu et entendu, mais le mieux pour toi, c'est d'aller à ton rythme, d'apprécier le voyage et d'en tirer tes propres conclusions. Soyons francs, c'est un chemin qui en vaut la peine. Quant à moi, je serai là pour te fournir les clés (ou du moins, ouvrir quelques portes intéressantes). Ce qu'on va voir ? Comment transformer ce flot constant de dopamine en quelque chose qui nourrit, inspire, et respecte les vrais besoins du cerveau... au lieu de provoquer un sacré **bordel**. Une fois entré dans ce monde plus conscient, je pense que tu seras surpris de voir comment une meilleure maîtrise de cette hormone fait de ta vie un terrain de **bien-être**.

Chapitre 1 : Comprendre la dopamine

Imagine un instant... Comment se sentirait ta vie si tu pouvais vraiment **comprendre** ce qui déclenche ta **motivation** ou influence tes choix quotidiens ? J'ai eu la chance de tomber sur cela par hasard, et je crois que tu vas être tout aussi **fasciné**. Dans ce chapitre, on va se pencher sur un de ces petits **mécanismes** dans ton cerveau qui change la donne. Oui, la **dopamine**, cette substance dont tout le monde parle, mais que peu comprennent réellement. On va en discuter de façon simple, dans une langue que tu reconnaîtras tout de suite.

Pendant que je partage ce qu'on a appris, prépare-toi à te dire "ah, c'est pour ça que je me sens comme ça," ou "mais alors, voilà pourquoi j'ai fait ce choix !" Tu verras, **comprendre** tout ça d'un angle un peu plus personnel pourrait bien te donner une nouvelle **perspective**.

Cette plongée dans le fonctionnement de ton cerveau va sûrement t'ouvrir les yeux sur plein de trucs. Tu risques de voir tes habitudes, tes envies et même tes relations d'un œil nouveau. C'est comme si tu allais avoir les clés pour décoder une partie de toi-même que tu ne connaissais pas vraiment. Alors, prêt à **explorer** ce qui se passe vraiment dans ta tête ?

La fonction de la dopamine dans le cerveau

Tu as sûrement déjà entendu parler de la **dopamine**... un mot qui revient souvent dès qu'on parle de **plaisir**, de **motivation** ou de dépendance. Mais, en vrai, sais-tu exactement à quoi elle sert dans ton cerveau ? La dopamine, c'est un peu le messager spécial entre les neurones. Elle s'active chaque fois que tu fais ou ressens quelque chose qui te plaît. Par exemple, quand t'écoutes ta chanson préférée ou quand tu te fais plaisir avec un bon repas, la dopamine entre en jeu de manière super importante.

La dopamine est donc un genre de messager qui circule entre les **neurones** de ton cerveau. Quand un neurone reçoit une information qui prépare un sentiment de récompense, il libère de la dopamine. C'est cette substance chimique qui aide le cerveau à comprendre que ce que tu viens de faire était agréable et qu'il serait même chouette de le refaire. C'est ce qui met en route ton système de **récompense**. Et puis, boum — tu ressens ce petit 'wow' de plaisir, une grande sérénité, une vague de bonheur ou juste une petite motivation pour continuer. C'est comme si la dopamine te poussait à dire "encore une fois, c'était super !". Tout ça influence tes décisions, ton comportement et même ta capacité à rester concentré sur une tâche.

Mais attends, y'a plus. Te souviens-tu que j'ai parlé au début de communication entre les neurones ? La dopamine joue un rôle majeur là-dedans ! Elle transite d'une cellule à l'autre, assurant que les neurones partagent les informations efficacement. Ce mécanisme ne se limite pas seulement à t'apporter des bons moments. Il est aussi essentiel pour te motiver, pour que tu te lèves le matin avec un but, que tu continues d'apprendre et de découvrir.

Et il n'y a pas qu'une seule région du **cerveau** qui capte ce message. La production et la réception de la dopamine s'étendent partout dans les zones clés du cerveau. Par exemple, l'aire tegmentale ventrale (ATV) produit une bonne quantité de dopamine, et cette production est ensuite envoyée aux autres zones. Le 'noyau accumbens', pour te donner un nom un peu technique, la capte et joue sur ta sensation de récompense. Sans oublier le cortex préfrontal, lui qui t'aide à planifier, à décider, et à pousser pour terminer ce que tu commences.

C'est comme un jeu de ping-pong permanent entre les parties du cerveau ! La chaîne formée par ces régions fonctionne pour t'offrir juste ce qu'il faut pour savourer tes plaisirs quotidiens, avoir de la **motivation** et, malheureusement, accrocher si facilement aux choses moins saines – mais pratiques pour détourner l'ennui comme les réseaux ou les sucreries faciles…

Alors au final, c'est toute une orchestration qui se charge de faire lever la dopamine au bon moment, là où c'est nécessaire. Et tu vois... la dopamine n'est pas qu'un simple acteur isolé. Elle facilite ces dialogues entre **neurones** qui influencent tant ta façon d'agir, de réagir ou même de te rapprocher des petits **plaisirs** enfouis au plus profond de toi.

Comment la dopamine influence l'humeur et la motivation

Tu t'es déjà senti **euphorique** sans vraiment savoir pourquoi ? Tout ça, c'est peut-être grâce à la dopamine. Cette petite substance chimique est comme le DJ de ton cerveau, qui compose ta playlist émotionnelle. Pourquoi tu es heureux parfois, ou d'autres fois plus triste ? En grande partie, c'est parce que la dopamine est derrière tout ça ; tes hauts et tes bas sont souvent liés à ses niveaux dans le cerveau. Quand ton cerveau libère plus de dopamine, c'est un peu comme si tu voyais le monde à travers des lunettes aux verres roses. C'est cet effet de **bien-être**, ce sentiment que tout ira bien. Tu te sens plus vivant, plus joyeux. Par contre, si la dopamine commence à descendre en chute libre, ça peut être l'inverse. Tu te sens désengagé, voire carrément déprimé. En gros, la dopamine est une sorte de régulateur de l'**humeur**, qui monte quand tu reçois des messages positifs... et redescend quand tout se dérègle.

Mais la dopamine ne fait pas que te rendre de bonne humeur. Elle aime aussi te pousser à l'action. Transition toute faite pour parler de **motivation**, non ?

Là, imagine-toi confronté à une tâche super importante... mais terriblement ennuyeuse. On connaît tous ça : c'est dur de rester motivé. Et c'est ici que la dopamine entre en jeu comme une coach personnelle. Chaque fois que tu te fixes un objectif – que ce soit perdre du poids, boucler un projet, ou simplement rompre avec tes habitudes paresseuses – la dopamine débarque pour maintenir cette petite lumière intérieure allumée et te faire avancer. Dès que tu progresses, la dopamine descend par petites gouttes pour te dire "Bravo !" C'est ce qui te fait vouloir en faire plus. Vu que c'est le truc qui agit dans ton cerveau, tu es prêt à courir un marathon ou à passer des heures sur un projet juste pour une autre dose de cette étincelle motivante. Cette petite voix neuronale, on l'adore, mais si les niveaux de dopamine sont bas... les objectifs commencent à te sembler impossibles. Ça ravive l'importance de garder ta motivation en charge en boostant ce **neurotransmetteur** dans ta vie.

Maintenant, parler d'humeur et de motivation sans toucher à la question de **concentration** serait comme faire une pizza sans les olives. Parce qu'en un clin d'œil, la dopamine peut te recentrer, te permettre de te concentrer – comme par magie.

En fait, elle joue sur plusieurs tableaux à la fois. Pas seulement sur comment tu te sens ou pourquoi tu continues à espérer réussir ; mais aussi sur ta capacité à rester concentré sur ce que tu fais. Bien souvent, une bonne dose de dopamine aide à filtrer les distractions autour de toi. En gros, avec la bonne quantité en circulation, ton cerveau entre dans un état comme **hyperfocus**. Chaque chose fait sens, et ton esprit marche main dans la main avec tes intentions, aidant à améliorer les performances cognitives. Trop distrait par ton téléphone ? Peut-être que c'est l'absence de dopamine. Véritable clé pour ouvrir la porte de la **performance** totale, elle te donne cet élan neuronal nécessaire.

Entre bonne humeur, motivation constante, et capacité de concentration renforcée, tu comprends vite à quel point la dopamine est vraiment cruciale pour gérer ces aspects dans ta vie de tous les jours.

La Connexion Dopamine-Récompense

Tu as déjà vécu ce moment où tu penses recevoir une belle **récompense**, mais elle n'arrive pas, et tu te sens déçu ? C'est ce qu'on appelle l'erreur de prédiction de la récompense. En gros, ton cerveau a calculé que quelque chose de chouette allait se produire, mais la réalité n'a pas été aussi géniale que ça. Cette déception a un lien direct avec une petite molécule dans ton cerveau : la **dopamine**.

En fait, la dopamine joue un rôle crucial dans cette "erreur de prédiction". Quand tu t'attends à quelque chose de bon, ta dopamine monte en flèche. Mais si la récompense n'est pas aussi bonne que prévu, ou ne vient pas du tout, paf, ta dopamine dégringole. Cette chute d'hormones, c'est ton cerveau qui te signale que le calcul était foireux, comme une sorte d'avertissement pour ton futur toi. Eh oui, chaque petit ajustement dans ton cerveau repose sur cet équilibre délicat.

Maintenant que tu vois comment notre cerveau déteste se planter dans ses prévisions, tu te demandes peut-être comment ça fonctionne le reste du temps ? Quand la dopamine ne te donne pas une grande leçon d'ajustement, elle fait quelque chose d'encore plus fascinant : elle **renforce** le comportement. C'est simple. Quand tu fais un truc agréable, bam, libération de dopamine. Douce rivière de plaisir... ton cerveau adore ça, et il s'en souvient. Et il remet ça ! Que ce soit déguster ton plat préféré ou accomplir une tâche gratifiante, la dopamine est de la partie.

Elle renforce les **comportements** qui procurent du plaisir, du coup, tu es plus enclin à répéter ce que tu sais qui va te faire kiffer. T'as sûrement déjà remarqué comme tu peux rapidement devenir accro à certains trucs - un bonbon par-ci, un épisode de série par-là… Tout ça, c'est une danse orchestrée par la dopamine. En fait, si tu cherches à comprendre pourquoi tu fais ce que tu fais, jette un œil du côté de la dopamine, car elle est constamment en train de te pousser à reproduire les comportements qui t'ont fait du bien par le passé.

Alors, il est peut-être temps d'aborder un sujet un peu plus délicat, mais toujours lié à cette même molécule. Les **habitudes**. Pourquoi on reproduit sans cesse certains comportements ? Et parfois même, de manière tellement automatique qu'on ne s'en rend plus compte ? Eh bien, une fois encore, notre fausse insouciance a à voir avec la dopamine.

Quand tu fais une action qui déclenche la dopamine de manière régulière... voilà comment la boucle des habitudes se crée. Le plaisir appelle le répétitif, et plus tu le fais, plus ton cerveau programme la sécrétion de dopamine avant même que l'action commence. Comme une alarme interne qui te rappelle gentiment ce que tu aimes faire. Et lorsque ce mécanisme devient vraiment ancré… ça se transforme en une **habitude**.

Mais quand il y a trop de dopamine en jeu, ces mêmes mécanismes qui forgent les bonnes habitudes peuvent facilement dégénérer. Oui, l'**addiction**, malheureusement c'est comme ça qu'elle émerge. À force de rechercher le plaisir constamment et à travers des activités spécifiques, ça finit par devenir un réflexe incontrôlable. Et c'est là qu'on commence à parler de **dépendance**...

Donc, au final, cette petite molécule joue au funambule entre façonner nos plaisirs, établir nos habitudes, et parfois, nous entraîner sur des sentiers dangereux.

L'impact de la dopamine sur la prise de décision

Quand on parle de la façon dont la **dopamine** impacte ta prise de décision, il faut d'abord comprendre son rôle crucial dans ta capacité à évaluer les risques et à gérer l'impulsivité. Imagine-toi face à un choix entre quelque chose de sûr mais ennuyeux, et une option plus risquée mais carrément tentante. C'est là que la dopamine entre en scène.

Tu vois, un taux élevé de dopamine peut te pousser vers l'option la plus risquée. Pourquoi ? Simplement parce qu'elle agit comme un amplificateur de sensations : elle accentue l'attrait de la **récompense** tout en atténuant ta perception des risques. Résultat ? Tu te retrouves plus enclin à prendre des décisions impulsives, à foncer tête baissée, sans vraiment réfléchir aux conséquences. Les études montrent que ce **neurotransmetteur** te fait pencher vers des actions plus osées quand il est en abondance dans ton cerveau. Chez les personnes naturellement plus dopées, ça se traduit souvent par une quête constante de sensations fortes.

Mais la dopamine ne joue pas que sur l'impulsivité. Elle influence aussi une autre facette importante de ta prise de décision : ton apprentissage basé sur les résultats, bons ou mauvais.

Quand tu réussis un truc – genre, un moment où tu te sens invincible – ton cerveau libère de la dopamine. C'est comme un petit coup de pouce interne. Ce neurotransmetteur augmente alors les chances que tu reproduises l'action qui t'a mené à ce succès, transformant ta réussite en un apprentissage durable. De même, la dopamine intervient quand ça se passe mal. Si tu vis une mauvaise expérience, ton cerveau le capte et réduit la libération de dopamine. Ce manque de récompense interne t'incite à y réfléchir à deux fois avant de refaire la même **erreur**. En gros, elle agit comme une boussole d'apprentissage : va vers le plaisir, éloigne-toi de la douleur. Mais tout ça varie selon ton niveau de dopamine... Fascinant, non ?

Et en parlant de variations, t'es-tu déjà demandé pourquoi certains peuvent attendre des années pour quelque chose de mieux, tandis que d'autres préfèrent la satisfaction immédiate, coûte que coûte ? La capacité à retarder la **gratification**, ce concept où tu renonces à un plaisir immédiat pour une plus grosse récompense plus tard, est aussi influencée par les niveaux de dopamine.

Chez certains, un taux équilibré de dopamine les aide à s'accrocher à des objectifs à long terme. Chez d'autres, un trop grand afflux de ce neurotransmetteur les pousse vers des désirs immédiats. C'est comme si quelque chose les rendait incapables de renoncer à un plaisir "maintenant" pour un bénéfice "plus tard". C'est dur à combattre, puisqu'un cerveau inondé de dopamine réclamera souvent des satisfactions immédiates, parfois au détriment de ta propre logique. Un sacré **défi**, quand tu y penses.

Il s'avère donc que la dopamine ne se contente pas d'ajuster subtilement ton humeur ou ton énergie ; elle façonne également les contours mêmes de tes décisions, influençant tes choix, grands ou petits, au quotidien. Qu'elle te facilite l'apprentissage, te pousse à prendre des risques nécessaires ou te conseille d'attendre pour une plus grosse compensation, il est clair qu'on n'aura jamais vraiment fini de découvrir l'incroyable **pouvoir** de ce neurotransmetteur sur nos affaires humaines.

En Conclusion

Ce chapitre t'a permis de **démystifier** les mécanismes derrière la dopamine et son rôle **crucial** dans ton cerveau. Maintenant, tu as non seulement une meilleure **compréhension** de cette molécule fondamentale, mais aussi une vision de l'**influence** qu'elle peut avoir sur ta vie quotidienne. Il est désormais possible de réfléchir à des stratégies pour **équilibrer** et optimiser ce neurotransmetteur essentiel.

Dans ce chapitre, tu as découvert ce que la dopamine fait dans ton cerveau pour créer des sensations de récompense. Tu as appris comment une bonne quantité de dopamine est importante pour ton **humeur** et ta **motivation**. On a exploré le lien entre dopamine et formation d'habitudes, bonnes ou moins bonnes. Tu as aussi compris pourquoi la dopamine est si importante pour prendre des décisions et affronter les difficultés. Enfin, on t'a montré comment éviter les pièges liés aux comportements addictifs en ayant une meilleure vision des impacts de la dopamine.

Prendre **conscience** de ces informations, c'est déjà un pas vers une meilleure maîtrise de toi-même ! Mets en pratique ce que tu as appris ici, sois attentif à tes émotions, et pourquoi pas augmenter la qualité de ta vie par des choix éclairés ! Allez, fonce et profite de ta nouvelle connaissance pour te sentir mieux dans ta peau, mec !

Chapitre 2 : Le monde guidé par la dopamine

T'es-tu déjà demandé pourquoi tout semble si... **excitant** de nos jours ? Pourquoi une simple **notification** sur ton téléphone peut te faire sourire ? C'est dingue, non ? Moi aussi, je me fais souvent happer par cet éclair de plaisir furtif. Mais derrière, il y a une **machine** invisible qui bosse sans relâche, modelant nos envies et nos habitudes.

Dans ce chapitre, je t'emmène dans cet **univers** fascinant où la **dopamine**, notre petit chimiste du bonheur, est manipulée à fond par notre monde moderne. Qui aurait cru qu'un truc aussi minuscule pourrait avoir un tel **pouvoir** sur nos vies, hein ? Je veux que tu te poses des questions, que tu sois curieux de savoir jusqu'où ça va... et quelles en sont les **conséquences**. Allez, t'es prêt ? On met un pied dans ce **labyrinthe** de la dopamine, tu vas voir, c'est vraiment captivant.

La Technologie Moderne et la Surcharge de Dopamine

Tu es sûrement d'accord que les **gadgets** numériques d'aujourd'hui ne sont pas juste pratiques. Ils sont conçus comme des aimants pour ton cerveau, faits pour piquer ton intérêt, t'accrocher, et te faire revenir encore et encore. Comment ça marche ? C'est simple, ils exploitent la chimie naturelle de ton cerveau – la **dopamine** – pour capter ton attention le plus longtemps possible.

La dopamine... C'est cette petite molécule dans ta tête qui joue un rôle crucial dans ta façon de ressentir le plaisir et la **motivation**. Les créateurs d'appareils numériques, que ce soit des smartphones, des tablettes ou des applis, le savent très bien. Chaque notif, chaque "like" sur les réseaux, chaque nouveau message, tout est pensé pour déclencher une mini-dose de dopamine dans ton cerveau. Ces petites doses créent une sensation de satisfaction, te poussant à revenir à l'appareil constamment pour en avoir plus. Tu es quasiment « programmé » pour avoir cette envie irrésistible de vérifier ton **téléphone** à la moindre vibration.

Parlons des "boucles de dopamine". C'est quoi ce truc exactement ? Imagine que tu lances ton appli préférée – peut-être Insta-tox ou Twitte-rage. Tu scrolles et, à chaque post que tu vois, ton cerveau reçoit un petit shoot de dopamine. Ça déclenche une envie de continuer à scroller, cherchant toujours la prochaine **récompense**, encore et encore. Le hic, c'est que ces boucles sont conçues pour créer une dépendance. Chaque fois que tu enlèves à ton cerveau cette sensation agréable créée par la dopamine, il en redemande. L'appli te met dans une sorte de boucle sans fin, où tu chercheras sans cesse la dose suivante de satisfaction... sans jamais vraiment te sentir comblé longtemps.

Maintenant imagine ça sur le long terme, la neurochimie de ton cerveau finit par être modifiée. Ton envie de consulter tes écrans devient un **réflexe**. Mais c'est pas tout, parlons de l'impact de cette connectivité constante sur ton système de récompense. Être connecté H24, ça fatigue – ou plutôt, ça épuise ton circuit de récompense. Ton cerveau n'a plus le temps de souffler. Tu es bombardé d'infos et de stimulations externes, et c'est galère d'éprouver un moment de satisfaction authentique sans avoir besoin d'un écran, d'un message, d'un post. Ton cerveau s'habitue à ce bordel, commence à en demander toujours plus pour être satisfait.

Et puis, t'as remarqué comment ta patience a diminué ? Ton temps d'**attention** ? Tous ces stimulants externes se liguent pour que tu deviennes moins capable de rester concentré sur une seule tâche.

Tout devient fade et lent sans cette activation constante des circuits dopaminergiques. Ta **mémoire** aussi peut en prendre un coup, vu que ton cerveau est tellement saturé de notifications, de signaux, et d'alarmes qu'il devient difficile d'enregistrer ce qui est vraiment important.

Bref, quand tu additionnes tout ça, tu comprends mieux pourquoi tes écrans – censés te faciliter la vie – peuvent finir par nuire à ton bien-être mental.

Les réseaux sociaux et la boucle de dopamine

Ah, les réseaux sociaux... Tu y passes des heures sans même t'en rendre compte, pas vrai ? Mais t'es-tu déjà demandé pourquoi c'est si **addictif** ? Eh bien, sache que ces plateformes connaissent notre cerveau mieux que nous-mêmes. Elles exploitent une faille : notre système de **récompense**.

Voilà le truc. Chaque fois que tu reçois une **notification**, c'est un peu comme si ton cerveau te disait : "Tiens, prends ça, t'as bien mérité un peu de **dopamine** !". Et devine quoi ? Plus tu reçois ces petites doses, plus tu en demandes. Un vrai cercle vicieux.

Ces applis utilisent ce qu'on appelle des programmes de récompenses variables pour capter et maintenir ton attention. Qu'est-ce que ça veut dire, exactement ? Imagine un distributeur où parfois tu reçois cinq bonbons pour une pièce, parfois dix, et de temps en temps, rien du tout. Eh bien, ton cerveau veut toujours retenter sa chance pour voir si cette fois, c'est le bon moment. Les réseaux sociaux sont comme ce distributeur de bonbons, sauf qu'au lieu des sucreries, ce sont des likes, des messages et des notifs en tout genre. Certains disent d'ailleurs que cette stratégie, c'est l'arme secrète pour créer un comportement addictif. On est tous là à chercher l'approbation, l'amour des autres, sans même y penser.

Mais attends ! On ne s'arrête pas là. Le troisième ingrédient magique du cocktail des réseaux sociaux, c'est la manière dont ils jouent avec tes **émotions**. Par exemple, tu postes une photo, et bam, les likes commencent à arriver. Tu le sens, ce petit plaisir instantané ? Et là, c'est une douche de dopamine. Chacun de ces likes, chacun de ces petits commentaires, tous ces partages touchent le centre de la récompense dans ton cerveau. Juste comme ça. Il en veut plus. Tu en veux plus.

Tu vois comment tout ça est interconnecté ? Ces petits "j'aime", ces "cœurs" et autres friandises numériques... Soudain, tu commences à confondre la quantité de likes avec la valeur de quelque chose. Les commentaires te donnent une petite bouffée d'ego. À tel point que sans même t'en rendre compte, tu tapes frénétiquement l'écran de ton téléphone en attendant la prochaine pépite. C'est gamin, non ?

Bref, tout ça mène à un truc bien plus grand. Ces petites doses de plaisir rapide te mettent dans une boucle où tout ce que tu veux est, et restera, à portée de clic. Et justement, c'est bien ça le problème : ces plateformes te rendent accro, non pas parce qu'elles sont nécessaires. Elles le font. Mais plutôt parce que ton cerveau devient drogué au sentiment instantané de **reconnaissance** et de **validation** qu'elles te donnent.

Et des fois, après mon quinzième ou vingtième **scroll**, je me demande... est-ce que tout cela en vaut vraiment la peine ?

Allez, ça fait réfléchir, non ?

La culture de la gratification instantanée

Regarde autour de toi. Tu vis dans un monde où tout semble conçu pour fournir des **récompenses** immédiates. En tapant quelques mots sur ton téléphone, tu peux commander à manger, acheter des produits, et même trouver des personnes à rencontrer. Tout ça, sans même devoir quitter ton canapé. C'est devenu normal. Mais quand tu t'arrêtes pour réfléchir, tu t'aperçois que cet accent mis par la société sur la gratification instantanée ne reste pas sans **conséquences**. Ta dose quotidienne de dopamine ? Elle en prend un coup.

On parle souvent de **dopamine**, cette petite substance chimique dans ton cerveau qui te procure des sensations de plaisir et de motivation. Quand tu reçois une récompense immédiate, ton cerveau se met à libérer de la dopamine, te poussant à chercher encore et encore cette sensation agréable, ces petites victoires. Mais à force de les chercher frénétiquement, ton système de récompense commence à changer. C'est un peu comme un courant fort qui entraîne tout avec lui, modifiant ton cerveau presque sans que tu t'en rendes compte. Sur le long terme, tout change : tes attentes, ta patience, et même ta capacité à apprécier les récompenses retardées.

Tu te souviens du temps qu'il fallait pour que tes parents développent leurs photos ? C'est pareil avec ton cerveau. Quand chaque besoin ou envie est satisfait si rapidement, ta tolérance aux récompenses retardées diminue progressivement. L'attente devient insupportable, et ce qui avant t'excitait te semblera soudain insignifiant. Ça, c'est bien un **problème**. Le fait de recevoir ta gratification immédiatement te donne un rush de dopamine – c'est vrai. Mais le revers de la médaille, c'est que les circuits qui géraient ton plaisir sont peu à peu modifiés, fragilisés par cette surcharge. Avec le temps, tu sens que les petites choses qui demandent de la patience ne t'apportent plus autant de satisfaction. Et franchement, c'est tout sauf plaisant.

Mais réfléchis-y bien. Quand tu commences à décrypter ce qui se passe vraiment, tu te rends compte que ces micro-explosions de plaisir fournissent bien une poussée à court terme. Rien de bien mauvais – au début. Pourtant, avec le temps, cette poursuite incessante d'une dopamine immédiate se transforme en un **cercle vicieux**. Tes priorités flottent vers la satisfaction immédiate au détriment de celle à long terme. Au lieu de prendre le temps pour des objectifs plus conséquents, tu préfères prendre des raccourcis pour des plaisirs fugaces. Malheureusement, ce schéma peut te guider vers un sentiment de vide et même une perte de **motivation** sur le long terme. La gratification instantanée tend à éroder la satisfaction durable – cette satisfaction qui émerge d'accomplir un objectif après un long processus. Les choses vraies et profondes qui prennent le temps de mûrir – elles deviennent plus rares, inaccessibles.

Voilà ce qu'on appelle être piégé. Pis encore, plus tu t'y engages, moins tu auras la force d'en sortir. D'une manière ou d'une autre, ton cerveau a appris qu'il peut obtenir un petit "shot" rapidement, alors il abandonne naturellement toutes les autres évolutions plus lentes. C'est le poids du **choix**. Tu te focalises tellement sur des satisfactions temporaires que tout ce qui nécessite un minimum d'effort te décourage.

Et quel dommage, n'est-ce pas ? Parce que finalement, ces méthodes à court terme ne te laissent qu'un goût amer. Tu pourrais plutôt chercher des sources de **satisfaction** plus profondes, moins immédiates, mais infiniment plus solides. Un long chemin certes, mais celui qui en vaut la peine – même si ça demande un peu de patience, et une inversion de ces circuits modifiés par la trépidante culture de la gratification instantanée.

L'inconvénient de la stimulation constante

Tu vois, on vit dans un monde où tout est **stimulé** en permanence. Notifications, scrolls infinis, likes, nouveautés, tout change sans arrêt. Ça peut paraître super excitant, non ? Mais à force, ton cerveau n'en peut plus, il finit par en demander toujours plus. C'est ce qu'on appelle la désensibilisation, et c'est pas aussi sympa que ça en a l'air.

Quand chaque buzz et ping se traduit par une dose de dopamine, c'est cool, non ? Sauf que, à force, ton corps s'habitue. C'est comme écouter ta chanson préférée en boucle – au bout d'un moment, elle te fait plus d'effet. Tu rêves d'une grosse montée de dopamine, mais tout ce que tu captes, c'est un faible écho de ce que ça produisait avant. Ton cerveau cherche le **plaisir** d'avant et devient accro à cette quête, et c'est là que ça se corse. Chaque seconde passée dans cette surstimulation bricole un peu plus ta réponse au plaisir. T'as besoin de plus, toujours plus.

C'est là qu'on entre dans le concept de l'**adaptation** hédonique. On veut tous ce petit frisson, ce pic de bonheur intense – mais le truc, c'est qu'au fur et à mesure, il s'efface de plus en plus vite, même si on augmente le dosage. Tu te souviens de ce que ça te faisait, la première fois que ton post a explosé les likes ? Ou le jour où t'as eu ton smartphone tout neuf ? De la folie, hein ? Puis petit à petit, ce n'est plus assez pour te satisfaire. T'as besoin d'un nouveau gadget, plus de likes, ou quelque chose d'encore plus spectaculaire. Et voilà, c'est un cercle vicieux. On court après une **satisfaction** toujours plus éphémère, qui s'échappe quasi instantanément, nous poussant vers encore plus de stimulation.

Cette course sans fin n'est pas sans conséquences. Voilà comment le lien se forme entre la stimulation constante et l'augmentation du **mal-être**. Imagine ça : ton cerveau qui s'emballe, stimulé à fond, génère toute une série de montagnes russes émotionnelles. Toute fluctuation de dopamine, à force, entraîne plus de stress, de l'anxiété, puis quand vient la descente, c'est un sentiment de vide. Ce qui, sans surprise, peut dégénérer en dépression. On finit par devenir l'esclave des sources de plaisir superficielles, cherchant sans arrêt à reconstruire ce qui est perdu. Mais rien ne comblera vraiment le vide que crée cette désensibilisation. C'est comme remplir un seau percé – ça finit toujours par fuir quelque part.

À la fin, notre vie quotidienne devient ce tour de montagnes russes où les pics d'**émotion** ne sont plus soutenables. Et là, tu te retrouves bombardé par ces vagues d'**anxiété** parce qu'il y a toujours la peur qu'aucun sommet ne redonnera le bonheur escompté. Le truc, c'est de comprendre que toute cette excitation ne conduit qu'à plus de **chaos** interne, mais encore faut-il arriver à sauter de cette machine bien huilée qui te fait tourner en boucle...

En Conclusion

Ce chapitre te montre à quel point ton **utilisation** de la technologie, en particulier des **réseaux sociaux**, influence la libération de dopamine dans ton cerveau, créant souvent des habitudes addictives et réduisant ta capacité à savourer pleinement la vie. À travers plusieurs exemples, on explore comment les récompenses instantanées et les stimulations constantes peuvent affecter ton **bien-être** mental de manière importante.

Dans ce chapitre, tu as appris pourquoi tes appareils numériques sont conçus pour solliciter sans cesse ton cerveau, comment les "boucles de dopamine" peuvent devenir addictives avec l'utilisation des technologies, l'impact des récompenses aléatoires sur ton comportement, particulièrement sur les réseaux sociaux, la tendance vers la **gratification** instantanée et ses effets néfastes sur ta patience, ainsi que les risques liés à la surstimulation constante, y compris l'anxiété et la perte de plaisir.

Avec cette **connaissance** en main, adopte un usage plus conscient de tes outils numériques. Sois attentif à leur impact sur ton cerveau et privilégie les **expériences** enrichissantes qui ne se limitent pas seulement à la recherche immédiate de sensations. Tu as les clés pour un usage plus serein et plus **équilibré** du monde numérique ! N'hésite pas à prendre du recul et à te déconnecter de temps en temps pour profiter pleinement de la vie réelle.

Chapitre 3 : L'équilibre plaisir-douleur

T'es-tu déjà demandé pourquoi quelque chose de si **bon** peut parfois tourner mal ? Moi aussi. Tu sais, cette lutte permanente entre ce qui fait du bien et ce qui semble correct – ce tiraillement entre deux forces, presque opposées. Dans ce chapitre, je vais jouer cartes sur table. On va parler de cette **balançoire** invisible dans ton cerveau qui cherche cet équilibre parfait entre le **plaisir** et la **douleur**. Juste assez de plaisir pour que ça fasse du bien, mais pas trop pour éviter que ça t'échappe.

Tu peux envisager cette lecture comme une sorte de mise au point de ta messagerie interne dans ce grand pays qu'est notre **tête**. Ce chapitre, c'est comme une pause. Prendre le temps de comprendre pourquoi ce petit mot, **dopamine**, dicte tellement nos choix et décisions. Alors, prêt à piquer ta **curiosité** ?

C'est un peu comme si on allait explorer ensemble les coulisses de ton esprit, tu vois ? On va décortiquer ce **mécanisme** fascinant qui te fait osciller entre le kif total et la galère. C'est pas toujours simple à piger, mais je te promets que ça vaut le coup d'y jeter un œil. Allez, on se lance dans cette aventure cérébrale !

La Neuroscience du Plaisir et de la Douleur

Tu as sûrement déjà ressenti du plaisir suivi de douleur, ou vice versa. Ce n'est pas un hasard. Plaisir et douleur, deux sentiments opposés en apparence, sont en fait traités par les mêmes **circuits** dans ton cerveau. Dingue, non ? Quand tu ressens du plaisir, ton cerveau se met souvent sur le frein pour ramener tout à l'équilibre. Imagine un balancier qui oscille entre ces deux extrêmes. Tomber juste dans le plaisir, c'est comme un saut dans le vide ; ton cerveau ne tarde pas à réagir et à comparer cette sensation à un signal de danger, préparant ainsi le chemin pour la douleur.

Quand une action te procure du plaisir, disons manger du chocolat ou écouter ta chanson préférée, un tas de **neurotransmetteurs** s'activent pour te faire sentir bien. Sauf que ton cerveau, lui, n'aime pas trop les extrêmes. Plus tu ressens du plaisir, plus il a tendance à te rappeler que, hé, la douleur n'est jamais bien loin. En fait, c'est sa façon de « garder l'équilibre ». On se plaît, on souffre, on se repose... et ainsi de suite, sans fin. Par exemple, après une forte montée de plaisir, il est plus probable que tu ressentes un sentiment de malaise ou de vide. Ton cerveau veut juste rétablir l'équilibre. C'est frustrant, parce qu'on voudrait plutôt que le plaisir reste sans conséquence. Mais tu vois, dans ce va-et-vient constant, il y a en arrière-plan les fameux « processus opposants ».

C'est là que s'intègre le concept des processus opposants. C'est quasiment automatique. Quand une **émotion** monte en flèche d'un côté, on a l'autre qui va suivre pour la calibrer. Le modèle est simple mais puissant. Imagine ça comme un élastique : plus tu tires dans une direction (ici, le plaisir), plus il finira par réagir dans l'autre sens (la douleur répond). Ces processus s'installent dans ton cerveau pour assurer qu'il ne finisse pas submergé par une émotion ou sentiment uniques. Après tout, l'équilibre est la priorité, pas l'euphorie ou l'anesthésie totale. La prochaine fois que tu sens un élan de grande joie ou d'excitation, méfie-toi : ton cerveau pourrait doucement préparer un retour à la réalité façon montagne russe.

Bon, en parlant de neurotransmetteurs, il n'y a pas que la **dopamine** qui bobine sur cette corde raide entre plaisir et douleur. On oublie souvent ses complices comme la **sérotonine**, la **noradrénaline** ou bien les **endorphines** – ces petites substances chimiques ont chacune leur rôle à jouer dans cette dynastie de sensations. La sérotonine, par exemple, pourrait adoucir le coup, rendant la transition parfois moins pénible entre joie intense et retour au calme. La noradrénaline, de son côté, fonctionne plus comme un amplificateur émotionnel, rendant des moments relevés encore plus percutants, qu'il s'agisse du plaisir ou de la douleur. Quant aux endorphines... Akkk quelle arme secrète pour ranimer nos moments de douleur extrême, en apportant un réconfort passager mais tellement important.

Et voilà, tu vois bien, ton cerveau c'est pas mal comme un chef d'orchestre, jonglant vertigineusement entre toutes ces notes, maintes ingénieusement calibrées. D'où cette perpétuelle quête d'un équilibre si difficile. Tantôt bercé par les notes sucrées de plaisir, tantôt accordant un triste adagio pour maintenir l'ordre avec douleur en arrière-plan. Toute une vraie partition en quelque sorte, qu'on joue quotidiennement... sous sa direction. Bref, c'est pas si simple ni si tranché, un véritable boulot de maître qui se joue souvent, sans qu'on en ait vraiment conscience.

Donc, la prochaine fois que tu es pris dans ce petit jeu du plaisir-pain, pense à ton pauvre cerveau qui cherche à tout arranger dans cette association presque inséparable. Parce que tout cela, c'est la **neuroscience** en action. Fascinant, non ?

Le Rôle de la Dopamine dans l'Équilibre

On croit souvent que la **dopamine** est juste un produit chimique du plaisir—celui qui, dès qu'il est libéré, te remplit de bonheur et de satisfaction. Mais en vérité, elle est bien plus **complexe**. La dopamine agit en quelque sorte comme un chef d'orchestre dans ton cerveau, organisant ta perception du plaisir et de la douleur. Imagine-la comme une sorte de balance. Quand la dopamine est en **équilibre**, tout va bien ; le plaisir et la douleur se côtoient de manière harmonieuse, un peu comme le yin et le yang.

Il se trouve que ce petit neurochimique influence ta perception des choses. Si d'un coup, t'as une montée de dopamine, des trucs qui semblaient banals auparavant peuvent devenir instantanément **plaisants**. La bouffe a meilleur goût, ta musique préférée te transporte encore plus loin... tout devient un peu plus brillant, plus vivant. Inversement, une chute de dopamine et, hop, ce même morceau qui te faisait vibrer hier te semble fade aujourd'hui. Tu vois le délire ? Elle peut carrément faire d'une petite douleur une **souffrance** insupportable si elle passe en dessous d'un certain seuil. C'est là que commence, vraiment, à peser l'importance de cet équilibre du plaisir et de la douleur.

Donc, la dopamine n'est pas qu'un simple interrupteur "plaisir-douleur" ; elle est plus comme un signal de "**saillance**". Un mot tout simple pour dire qu'elle attire ton attention. Son rôle principal est, en fait, d'indiquer ce qui est important dans ton environnement, ce qui mérite ton attention. Et du coup, ce n'est pas juste le plaisir qu'elle cherche à moduler... mais aussi ce que tu devrais fuir. Quand quelque chose capte ta saillance grâce à la dopamine, t'es plus prêt à y répondre, que ce soit pour éviter une souffrance ou pour profiter d'un plaisir.

Imaginons que tu te fais mal en touchant une plaque chaude. Là, ta dopamine explose, te communiquant que "houlà, c'est **dangereux**", et ça te reste gravé. Pourtant, si cette balance dopamine-plaisir est dérangée, les choses peuvent avoir l'air bien différentes. Par exemple, avec une guerre d'hormones trop forte ou trop faible, tu pourrais y être carrément moins sensible et recommencer des gestes dangereux ou douloureux, un peu comme si ton cerveau faisait court-circuit.

Parlons donc de ce dérèglement. Vouloir toujours plus de dopamine, c'est tentant, non ? Plein de gens y cèdent, et ça entraîne toute cette relation complexe avec l'**addiction**. Dès que le cerveau n'atteint plus cette saillance avec ce qu'il percevait avant, il en demande toujours plus. Et quand par hasard à force de chercher des plaisirs faciles, ben... ce n'est pas que le plaisir qui varie, la perception de la douleur se transforme aussi. C'est une spirale.

Sous cet aspect, en être dépendant peut bouleverser ta sensibilité, rendant la vie quotidienne... déséquilibrée. Tu pourrais sentir des petites douleurs futures comme si c'étaient les pires au monde, ou encore avoir le sentiment d'être engourdi alors que t'es censé vibrer. "Est-ce tout ça par question de **dosage** ?", tu te demandes ? Ou peut-être qu'il n'y a pas de solution toute faite.

Équilibre du plaisir et de la douleur... dopamine et désirs cachés, tout devient plus intense quand notre chimie cérébrale s'en mêle. C'est un vrai **casse-tête**, mais passionnant à explorer !

Tolérance et Adaptation

Quand tu penses à la **dopamine**, tu imagines souvent son côté euphorisant, sa capacité à te faire sentir bien, ici et maintenant. Mais ce que tu ne réalises pas toujours, c'est à quel point ton cerveau s'adapte rapidement. C'est ce qu'on appelle la **neuroadaptation**. Et cette petite adaptation peut vraiment changer ta façon de percevoir tout ce plaisir.

La neuroadaptation, c'est un peu comme un thermostat, tu vois ? Si tu augmentes trop le chauffage, ton corps s'habitue. Du coup, tu dois monter encore un peu plus pour rester bien au chaud. C'est pareil avec la dopamine. Plus il t'en faut pour ressentir la même intensité de **plaisir**, plus ton cerveau s'adapte, et plus tu deviens moins sensible. Et ça, c'est vraiment le début d'une spirale. Pas facile à vivre, surtout quand tu es à la recherche de ce petit shoot de bonheur ou même juste d'un moment de calme.

Mais ce n'est pas qu'une question de bonheur. Ton cerveau fait la même chose pour les situations douloureuses. Tu te souviens de la première fois que tu t'es froissé un muscle ? Ça fait mal, non ? Pourtant, si ça t'arrive souvent, la douleur devient, comment dire, un peu plus supportable ? C'est exactement le même mécanisme. Tu t'adaptes non seulement au plaisir, mais aussi à la **douleur**. Ça peut paraître surprenant, mais ton cerveau essaye toujours de maintenir un équilibre entre plaisir et douleur. Il ne souhaite ni être trop submergé par l'un, ni par l'autre. Voilà pourquoi il finit par se construire une sorte de bouclier.

Le problème arrive justement quand cette **tolérance** s'installe pour des stimuli que, eh bien, tu ne peux pas vraiment arrêter facilement. Comme les **addictions** – ça peut concerner beaucoup de choses, hein : la clope, les jeux, les réseaux sociaux, et j'en passe. Tout devient tellement normal, presque ennuyeux. Alors tu en demandes plus, toujours plus... et là, tu es piégé. Parce que cette fameuse tolérance te pousse à en demander toujours davantage. Chaque moment d'addiction est moins satisfaisant que le précédent, moins « suffisant », ne comble pas de la même manière. Du coup, tu es entraîné à chercher d'autres stimulations.

Et cette tolérance, elle empiète aussi sur des terrains un peu plus compliqués. Comme la douleur chronique. Quand tu vis avec une douleur constante, ton cerveau peut finir par tolérer des niveaux trop élevés. Ton ressenti change, s'atténue légèrement... ou pas. Ce qui te pousse parfois à augmenter le dosage des **médicaments**, ou à te tourner vers d'autres moyens, souvent dangereux, juste pour tenir le coup. Et te voilà de retour dans ce fameux cercle vicieux. La tolérance pousse au « trop », et le « trop » passe par la suradaptation, pour un inconfort qui ne finit jamais vraiment.

En somme, neuroadaptation et tolérance sont comme des jumeaux inséparables. L'un entraîne toujours l'autre, pour le meilleur et pour le pire. Ton cerveau, avec son désir de tout équilibrer, te met parfois dans des situations insoutenables. Trouver cette limite entre plaisir et douleur devient un vrai **défi** au quotidien, un défi pour toi qui veux vivre mieux sans tomber dans les excès qui, finalement, ruinent les moments les plus simples.

Rétablir l'équilibre

Et si je te disais que ton **cerveau** joue à un jeu constant de marionnettiste, essayant d'équilibrer notre système plaisir-douleur ? T'inquiète, c'est super naturel, en fait. Ton cerveau a tout un tas de mécanismes infaillibles pour maintenir cette sorte d'homéostasie émotionnelle. Imagine qu'il y a une **balance**, où d'un côté, c'est le plaisir le plus intense et de l'autre, la douleur même la plus infime.

Dès que tu penches d'un côté, ton cerveau bosse comme un dingue pour rétablir tout ça. Tu te fais plaisir et ça, c'est automatiquement suivi par un petit rappel de douleur—comme une conséquence ! Ça finit par égaliser les deux côtés parce qu'il est très doué pour reprendre cet équilibre fragile. D'ailleurs, notre cheerleader chimique, la **dopamine**, fait la fête pendant un moment, mais ensuite... bam ! Le pendule revient, et c'est parfois moins chouette.

De là, tu embarques dans ce qui devient le concept d'**allostasie**. Peut-être que tu n'as pas encore entendu ce mot savant, mais il s'agit d'une adaptation ultra maline, genre, plus réaliste quand t'es face à des trucs stressants ou quand du plaisir débordant tape à la porte (oui, comme une addiction, gloups). Contrairement à l'homéostasie qui aime garder tout paisible et régulier, l'allostasie, c'est cool parce que ça sait être flexible. C'est l'art de se préparer à des changements, genre anticiper les petites tuiles ou les fructueuses opportunités à l'avance. Top, non ?

Et c'est vraiment là que ça devient passionnant. Peu de gens y croient, mais cette capacité à s'ajuster signifie que ton cerveau se remodèle un peu avec le temps. D'acc, en tout cas, c'est ce qu'il fait dans des phases plus difficiles comme le **stress** chronique ou une dépendance tenace—il bricole jusqu'à ce que tout s'ajuste pour minimiser le dégât. Mais bon, ça, c'est loin d'être une solution miraculeuse ; on voit bien les effets, surtout quand ces ajustements deviennent permanents.

Une petite note d'espoir : avec la **neuroplasticité** en jeu, t'as du potentiel pour obtenir une vraie transformation. Vraiment, ton cerveau n'est pas limité par un scénario unique et figé.

Tu te demandes comment ? On parle là des connexions neuronales. Elles sont comme des chemins de montagne que tes **habitudes** façonnent au fil du temps. Trouve-toi une cuillérée de suffisamment de bonnes expériences ou répète des trucs positifs pour créer de nouvelles habitudes. Et ces habitudes conduisent enfin à ce que tout se crée... ou se recrée. Genre réaffûter petit à petit cette balance dopamine en orientant les habitudes vers plus de bénéfices, plus d'harmonie entre plaisir et douleur.

Mais bon, il faut toujours jouer ça d'une manière formatrice mais accessible. Bref, tu cherches à reconditionner ton cerveau de la bonne manière. C'est pas un truc rapide à faire du tout... c'est fondamentalement savoir combiner ces vrais coups de nouveauté avec des proportions équilibrées de **patience**. Parallèlement, trouve un soutien approprié—de l'exercice, de la méditation, des passions respectueuses et ainsi de suite. Ça modifie les routes cérébrales où le stress ou les mauvais schémas systémiques affluent le plus. À la fin, on commence à observer comment ce cerveau, super, tout-terrain, peut calmer ses propres tempêtes et trouver sa zone de confort dans l'équilibre. C'est encore du travail, mais hey... la méthode reste toujours là.

En conclusion

Ce chapitre t'a emmené au cœur des **mécanismes cérébraux** qui équilibrent le plaisir et la douleur, en mettant en lumière le rôle crucial de la **dopamine** dans ce processus. Après avoir parcouru ces infos passionnantes, voici les points clés à retenir :

• L'équilibre subtil entre le **plaisir** et la **douleur** au sein du cerveau.

• L'omniprésence de la dopamine, bien plus qu'un simple messager du bonheur.

• La complexité de la **tolérance** qui te pousse souvent à en vouloir toujours plus.

• Le concept d'**allostasie**, montrant ta capacité à t'adapter sur le long terme.

• Les possibilités de rééquilibrer ta sensibilité au plaisir et à la douleur grâce à la **neuroplasticité**.

Mettre en pratique les connaissances que tu as acquises dans ce chapitre peut t'aider à mieux comprendre tes propres **émotions** et comportements. Prends-le comme un guide pour trouver une harmonie entre la recherche du plaisir et la gestion de la douleur dans ton quotidien. Tu as désormais des outils en main : sers-t'en pour créer un **avenir équilibré**.

Chapitre 4 : Reconnaître le déséquilibre de la dopamine

T'es-tu déjà senti **épuisé** sans raison apparente ? Ou bien trop **excité**, incapable de poser un pied devant l'autre sans une explosion de **nervosité** ? Je m'y suis confronté plus de fois qu'il ne me plaît d'en parler. Dans ce chapitre, on va plonger dans quelque chose qui te touche plus que tu ne l'imagines peut-être... tes **humeurs**, tes anciennes envies disparues ou explosées. Tu commenceras à comprendre comment certaines impressions journalières cachent des **indices** précieux sur ce qui se trame derrière le rideau. Je te garantis qu'en abordant certaines questions, tu ne verras plus les choses de la même façon après. C'est comme un pas de plus vers une **réflexion** sur ce qui se passe à l'intérieur de toi, face à toi-même, une **introspection**... un horizon d'apaisant **équilibre** que tu percevais habituellement sur le fil d'une lame. Bref, une véritable avancée.

Indicateurs d'une carence en dopamine

Tu te sens à plat ? L'**énergie** te manque pour te lancer dans quoi que ce soit ? Ça pourrait bien être un signe que ton niveau de **dopamine** est un peu trop bas. Parfois c'est difficile de l'identifier, car c'est vague, mais il y a quelques **symptômes** qui montrent bien que le manque de dopamine fait des siennes. Ressens-tu une baisse de

motivation pour des choses qui t'excitaient auparavant ? Ce sentiment où même les activités qui te plaisaient le plus n'apportent plus de joie – c'est ce qu'on appelle l'anhedonie. Tout te semble un peu fade, creux, sans intérêt. Pas juste un petit coup de mou, mais une lassitude persistante qui s'installe sans prévenir.

Et ce n'est pas que l'enthousiasme qui disparaît ; ça touche plusieurs aspects de ta vie. Tu te réveilles le matin sans cette petite dose d'excitation pour commencer ta journée. Les choses se font plus par obligation que par envie. Et ce n'est pas le genre de truc qui disparaît avec une bonne nuit de sommeil. Parfois, ça te place dans un état où tu te projettes difficilement dans quelque tâche ou objectif que ce soit... Une sorte de paralysie passive.

Cette carence de dopamine se montre aussi dans les relations sociales. Quand elle est bousillée ou en manque, l'envie d'aller vers les autres, d'échanger, devient plus difficile. Ça peut aller jusqu'à l'**isolement**. Au final, tu te retrouves peut-être à éviter les autres, non pas par choix, mais par épuisement psychologique.

D'ailleurs, ne sous-estime pas les répercussions sur ton physique. Ce n'est pas seulement dans la tête. Le **corps** devient lourd sans cette énergie, te rendant plus vulnérable aux douleurs musculaires ou aux migraines, qui ne font qu'accentuer cette spirale de mal-être.

Mais comment savoir si tu coches vraiment les cases de ce type de carence en dopamine ? Facile. Finies les hypothèses ; on va y voir plus clair. Voici une simple liste de check-up pour évaluer l'état de ta dopamine.

• Manque chronique de motivation – même pour des tâches simples.

• Diminution du plaisir dans les activités autrefois appréciées.

• Ennui constant – rien ne semble te captiver.

• Sentiment d'épuisement ou fatigue non justifiée.

• Difficulté à te concentrer ou à rester alerte.

• Isolement social – tu évites souvent les autres.

• Problèmes de sommeil – qu'ils soient sous forme d'insomnie ou d'hypersomnie.

• Fluctuations de l'humeur qui sortent de nulle part.

• Prise de poids soudaine – surtout par compensation avec la bouffe.

• Procrastination incontrôlable – un vrai frein à tout ce que tu entreprends.

Sympa cette petite liste, hein ? C'est court, précis, et surtout elle va t'aider à identifier ce qui cloche dans ta routine. Complète l'exercice en toute honnêteté, même si c'est pas des plus fun. L'objectif ici, c'est d'être cash avec toi-même.

Conclusion ? Ouais, si tu t'es retrouvé un peu dans certains de ces points, c'est peut-être le moment de prendre la situation en main. Le rapport avec la dopamine est réel et il est grand temps de le comprendre.

Et là où ça devient intéressant, c'est qu'on peut y faire quelque chose... Mais pour ça – on garde ça pour les chapitres suivants. Et crois-moi, ça vaut le coup de rééquilibrer tout ça, question de remettre un peu de **joie** et de **drive** dans ta vie, non ?

Symptômes d'un excès de dopamine

Quand la **dopamine** s'emballe, c'est comme si tu appuyais à fond sur l'accélérateur sans savoir freiner. Tu te sens **invincible**, sans limites. Tout te paraît accessible, même des trucs complètement dingues comme faire du saut à l'élastique sans préparation ou acheter des trucs dont tu n'as absolument pas besoin. C'est ça, l'**impulsivité**. Tu réagis plus vite que ton cerveau ne peut gérer. Tu te lances dans des actions sans réfléchir aux conséquences — les achats compulsifs, par exemple, ou relever des défis insensés. Tout devient urgent. En réalité, un taux de dopamine trop élevé joue avec la prudence que ton corps et ton esprit devraient avoir. L'**excitation** et l'adrénaline deviennent les maîtres du jeu.

Souvent, des comportements qui étaient raisonnablement risqués deviennent carrément dangereux. Ce désir brutal de satisfaction immédiate se mêle à une sensation de risque — et te voilà embarqué dans des situations qui mettent ta sécurité physique et mentale en danger. En fait, tu te laisses aller à des expériences intenses qui, sans trop te poser de questions, chamboulentton quotidien.

Bref, emporté par l'excès de dopamine, inutile de se mentir, tu n'as plus le même contrôle sur ta prise de **décision**. Et là où ça devient problématique, c'est quand cette recrudescence commence à prendre le dessus. Ton esprit brassé par cet afflux engendre des choix qui manquent sérieusement de discernement. Tu échafaudes peut-être des plans qui changent radicalement d'une minute à l'autre, sans recul possible. Un électrochoc permanent. En deux mots : de la **confusion**.

Ce qui est encore plus sournois, c'est qu'à force de naviguer dans un tel état, ta gestion des **émotions** prend un sacré coup. D'un côté, tu auras peut-être l'impression d'être invincible, et de l'autre, tu bouillonneras sans raison apparente. Ton lit ? Il devient un champ de bataille pour des nuits où le sommeil ne reprend pas ses droits sur ton esprit en surchauffe. Franchement bouillonnant de micro-stress accumulés, ton **humeur** traverse des montagnes russes. Les émotions deviennent diluées, imprévisibles, inexplicables même pour toi.

Tu penses que c'est ton cas ? Tu n'as pas encore partagé ta situation avec quelqu'un ? Pas de souci, on a un outil pour toi, histoire de t'aider à te sentir moins perdu face à ce tsunami mental. Voilà donc un petit test d'auto-évaluation pour t'aider à faire le point :

• Te lances-tu dans des achats spontanés sans réfléchir ?

• Est-ce fréquent que tes proches te trouvent surexcité ou parfois inabordable émotionnellement ?

• Ressens-tu le besoin irrépressible de découvrir ou d'avancer toujours, quitte à mettre de côté ta routine ?

• Prends-tu des décisions sans réellement les évaluer, poussé par un sentiment d'urgence ?

• As-tu du mal à te concentrer sur une seule tâche pendant un certain temps sans sombrer dans une vague d'envies successives ?

• Te sens-tu parfois incapable de freiner une émotion, comme si elle avait pris le contrôle de ta volonté ?

Si tu te reconnais dans plusieurs de ces questions, ça vaut le coup de prendre du recul. Un trop-plein de dopamine ressemble à ça. Clairement, comprendre son action sur toi peut t'aider à réajuster un peu tes propres curseurs internes. Jouer avec la prudence, et surtout peser quand modérer, quand étouffer cette pulsion pour mieux t'**écouter**.

Évaluer tes niveaux de dopamine

Tu sais, il y a quelque chose de **fascinant** avec nos comportements quotidiens. Parfois, ces petits gestes qu'on répète sans trop réfléchir – ces habitudes bien ancrées – peuvent en dire long sur ce qui se passe en nous, particulièrement en ce qui concerne la **dopamine**. Quand il s'agit de dopamine, il est essentiel d'apprendre à reconnaître certains schémas dans ton comportement. Par exemple, est-ce que tu te retrouves souvent à vouloir tout de suite une petite récompense, comme vérifier ton portable constamment pour une notif ? Ou, juste après avoir suffisamment bossé, tu ressens ce besoin irrésistible de t'accorder un petit plaisir ? Ces tendances peuvent révéler un certain déséquilibre de la dopamine.

Le vrai truc, c'est d'observer comment tu réagis aux stimulations variées. Est-ce que tu perds rapidement ton intérêt pour des trucs qui, en général, te passionnent ? Ou au contraire, tu te sens hyper stimulé par des activités, avec une énergie presque débordante, suivi par un gros coup de mou ? Tout ça peut te donner des indices précieux sur où se situent tes niveaux de dopamine. En fait, des fluctuations soudaines dans ton **humeur** ou tes niveaux de **motivation** peuvent pointer directement vers un déséquilibre. Il s'agit d'identifier les moments-clés de ta journée. Quand es-tu le plus motivé, le plus joyeux ? Et où observes-tu des baisses marquées ? Le contour de ces tendances commence à devenir visible, donnant un peu plus de clarté sur ton état interne.

Passons maintenant à la manière d'approfondir encore un peu plus... Voilà, ces comportements, il faut les noter. Et non, ce n'est pas suffisant de juste y penser de temps en temps. Suivre méticuleusement ton humeur au jour le jour et ton niveau de motivation peut vraiment offrir une perspective éclairante sur la manière dont la dopamine affecte ton quotidien. C'est un peu comme si tu traçais la carte de ta propre chimie interne. Peut-être que tu remarques que ton humeur est un miroir de la quantité de récompenses immédiates que tu t'accordes dans la journée. Plus précisément, suis les moments où tu te sens motivé ou au contraire où tu n'as plus envie de rien faire. On parle aussi de ces élans soudains où la recherche incessante d'une satisfaction immédiate prend le dessus. C'est ce qu'on nomme des **comportements** de recherche de récompense. Là encore, regarder de près ces phénomènes te donne des infos précieuses sur la manière dont ta dopamine fonctionne.

Et voilà, c'est le moment où tout commence vraiment à prendre forme. Un outil hyper pratique pour surveiller ces fameuses indications, c'est ce qu'on peut appeler « Le **Journal** Quotidien de la Dopamine ». Rien de sorcier - Prends juste un carnet ou ouvre une note sur ton téléphone où tu peux noter des points précis liés à tes niveaux d'**énergie**, d'humeur et de motivation pour chaque jour. Ça peut être aussi simple que noter les heures où tu te sens au top, les situations qui te donnent un coup de mou. Peu à peu, ton journal va te dévoiler des tendances que tu n'aurais peut-être jamais remarquées autrement. Tu verras, les jours où tu te sens mieux et plus productif viendront peut-être après une nuit de sommeil bien reposante, tandis que les jours où tu fais le moins d'efforts sont ceux où tu as abusé des gratifications instantanées...

En fin de compte, ce que ton journal va te révéler est à la fois fascinant et utile : la reconnaissance de tes **symptômes** s'affine, et les déclencheurs deviennent plus clairs, t'équipant gratuitement avec l'art et la science de réguler et équilibrer ta propre dopamine dans ce monde bien saturé.

En conclusion

Ce chapitre t'a permis de mieux comprendre l'**importance** de l'équilibre de la **dopamine** dans ton cerveau et la façon dont une perturbation de ce **neurotransmetteur** peut affecter ton quotidien. Voici les points essentiels à retenir de cette lecture :

Les signes d'une carence en dopamine peuvent inclure un manque de **motivation** et une certaine incapacité à ressentir du plaisir. Une dopamine en excès peut se traduire par des **comportements** impulsifs et des prises de décisions trop hâtives. Un lien direct existe entre un déséquilibre de la dopamine et différents troubles de **santé mentale**, tels que la dépression ou l'addiction. Observer tes propres comportements peut révéler des indices sur ton niveau de dopamine. Tenir un **journal** quotidien axé sur ton humeur et tes activités permet d'identifier des déséquilibres.

En appliquant ce que tu as appris dans ce chapitre, tu pourras mieux gérer tes comportements et améliorer ton **bien-être** mental. Souviens-toi, la **connaissance** est une première étape. Le **changement** commence maintenant !

Chapitre 5 : La Science de la Régulation de la Dopamine

T'es-tu déjà demandé pourquoi ton **humeur** peut changer aussi rapidement ? Moi aussi, ça m'a intrigué. Eh bien, dans ce chapitre, on va s'aventurer ensemble dans les mystères du **cerveau**, où de minuscules substances chimiques, comme la **dopamine**, jouent un rôle de magicien. Imagine - ces petites choses contrôlent tes **émotions**, tes impulsions, et même comment tu réagis au stress. Oui, tu as bien entendu ! À chaque instant de ta vie, ton cerveau ajuste subtilement cette dopamine, un peu comme un chef d'orchestre gérant une symphonie complexe.

Mais ce n'est pas tout. J'ai appris qu'avec un peu de connaissances, on peut agir sur ce processus. Et c'est ce que ce chapitre promet de t'apporter. Prépare-toi à découvrir comment quelques **changements** peuvent impacter profondément ta vie de tous les jours. Via la **neuroplasticité**, les **neurotransmetteurs** et un peu d'**autodiscipline**, tu peux apprendre à mieux gérer ton cerveau. De quoi éveiller ta curiosité, non ?

Neuroplasticité et Dopamine

Tu as sûrement entendu parler de la neuroplasticité, mais c'est quoi au juste ? C'est la **capacité** du cerveau à se transformer, à se réorganiser selon les expériences et apprentissages que tu vis au quotidien. En gros, imagine que les connexions entre les neurones peuvent changer, se renforcer ou s'affaiblir en fonction de ce que tu fais, de ta façon de te comporter et même de ta manière de réagir aux situations. Ça rend ton cerveau modulable, toujours prêt à s'adapter.

Maintenant, quand on parle de **dopamine**, on se rend compte que la neuroplasticité joue un rôle crucial dans la régulation de cette fameuse molécule. La dopamine, c'est un peu l'un des facteurs clés du bien-être et de la **motivation** ; elle est liée à plein d'aspects de ta vie comme le plaisir, l'apprentissage ou encore l'envie d'accomplir des tâches. Et grâce à la neuroplasticité, ton cerveau apprend et s'ajuste au niveau de dopamine présent dans ton système. Ça signifie qu'il peut se reconfigurer afin de maintenir un certain équilibre, même quand les niveaux de dopamine changent, que ce soit suite à un événement, une habitude ou un changement général dans ta vie.

Alors tu te demandes, comment cela se passe concrètement ? En fait, à chaque fois que tu prends une décision ou que tu changes une habitude, ton cerveau forme ou réarrange les connexions neuronales. Supposons que tu commences un nouveau passe-temps, comme jouer d'un **instrument** de musique. Ton cerveau doit non seulement apprendre les compétences nécessaires, mais il doit aussi s'adapter en régulant la dopamine de manière à maintenir ton intérêt et ton plaisir pour cette activité. Autrement dit, ton cerveau se programme pour que, au fil du temps, il puisse exploiter la dopamine de manière optimale afin de soutenir et renforcer ces nouvelles connexions constructives. Magique, non ?

D'un autre côté, si pour une raison ou une autre les niveaux de dopamine fluctuent un peu trop, le cerveau va s'adapter aussi, ce qui peut te rendre plus vulnérable à certaines habitudes "malignes" et, carrément, pas de bol pour toi, à des comportements obsessionnels... Genre la quête perpétuelle de plaisir instantané, comme les jeux d'argent ou l'addiction aux réseaux sociaux. C'est pourquoi comprendre et renforcer la neuroplasticité, en lien avec la dopamine, peut t'offrir une influence plus positive et stable sur ton humeur et ta motivation.

Pour t'aider justement à stimuler cette capacité adaptative du cerveau et à assurer une bonne régulation de la dopamine, tu pourrais essayer des activités spécifiques. Voici quelques idées simples mais efficaces que tu pourrais aisément intégrer dans ta vie quotidienne :

• Faire de l'**exercice** régulièrement : ça booste la plasticité des connexions et libère de la dopamine.

• Méditation : eh oui, rester zen c'est merveilleux pour reconfigurer ton cerveau tout en régulant positivement ta dopamine.

• Étudier de nouvelles choses : l'**apprentissage** active plein de circuits neuronaux qui contribuent à la formation de nouvelles connexions.

• Bien manger : attention ! Une alimentation équilibrée riche en nutriments encourage une bonne plasticité cérébrale.

• Dormir suffisamment : sans dormir, le cerveau se désorganise... et, bien pire, la dopamine part en vrille.

Ces activités, tu l'auras compris, renforcent la neuroplasticité et facilitent une gestion saine du système dopaminergique.

Alors que tu continues à vivre et expérimenter différemment chaque jour, garde à l'esprit que ton **cerveau** adapte son fonctionnement aux changements incessants de ta vie. Et ce, pour le meilleur... ou pour le moins bon dépendant des choix que tu fais !

Le Rôle des Neurotransmetteurs dans l'Équilibre

Tu connais peut-être déjà la **dopamine**, cette petite molécule qui te donne une charge d'énergie ou une sensation de bien-être quand tu réussis quelque chose. Elle est essentielle à ta **motivation**. Mais tu sais quoi ? Elle n'est pas seule. En fait, elle travaille souvent main dans la main avec d'autres, comme la **sérotonine** et la **noradrénaline**. Chacune de ces substances joue un rôle unique dans le fonctionnement optimal de ton cerveau. C'est un peu comme une équipe de foot : si un joueur est hors forme, c'est tout le match qui en souffre.

Prenons la sérotonine, ce neurotransmetteur qui aide à réguler ton **humeur** et ton sommeil. Imagine que ces éléments fonctionnent comme le thermostat de ton cerveau, réglant tout sur une température agréable. Que ce soit une douche chaude après une dure journée ou simplement le bonheur que tu ressens assis dans un parc ensoleillé, c'est la sérotonine qui s'assure que ton mental reste stable, paisible. Mais parfois, il suffit qu'elle dérègle un peu, et ton humeur devient instable, voire même fragile.

Parlons maintenant de la noradrénaline. Là, on entre dans un domaine plus stimulant. Ce neurotransmetteur est l'un des moteurs qui te permet de te sentir réveillé, vigilant, d'être prêt à réagir en cas d'urgence. Tu sais, cette montée d'adrénaline que tu ressens lorsque tu prends la parole en public ou quand un klaxon surgit de nulle part pendant que tu traverses la rue ? C'est ça. La noradrénaline est un peu l'envoyé spécial du **stress**. Si elle appuie trop sur l'accélérateur, tu te retrouves hyper stressé. Pas assez, et tu ne réagis plus bien au danger.

On dirait bien que ces petits amis-là sont parfois un peu capricieux. L'**équilibre** dans ton cerveau est la clé. C'est un balancier qui se déplace constamment d'un neurotransmetteur à l'autre, ajustant le dosage, subtil comme un souffle, pour que tu puisses trouver cette fameuse paix interne.

Eh oui, on arrive au point où on comprend que tous ces neurotransmetteurs sont connectés par une sorte de roue – appelons cela la "Roue de l'Équilibre des Neurotransmetteurs". Imagine bien cette roue qui tournerait comme un engrenage, où chaque neurotransmetteur est une dent qui déplace les autres. S'ils ne s'ajustent pas très soigneusement, si l'un d'entre eux s'efforce trop, ils peuvent déséquilibrer tout le système, laissant le tout dérailler.

La roue continue de tourner, jour après jour. Tantôt véhicule serein, favorisant des activités simples comme méditer sur un coucher de soleil. Tantôt tumultueuse, lorsque la vie te met au défi et te demande réactivité, répartie ou même un peu de férocité. Pour assurer un bon équilibre, il importe que chaque neurotransmetteur joue son rôle juste à sa place, en fonction de tes besoins du moment.

Les facteurs externes et internes – stress, **alimentation**, manque de sommeil – ces choses qui, accumulées, perturbent l'équilibre et emportent la maîtrise qui faisait de cette roue si performante quand elle était stabilisée – sont critiques. Parfois, tout ça n'est qu'une question délicate de réajustement de chacune des petites pièces chimiques qui interagissent. Comme d'ajouter plus de sérotonine par exemple, histoire de tranquilliser la dopamine un peu trop pressée.

Enfin, penser au cerveau comme à cette roue d'un autre possible suffit à réaligner par l'action sage et intégrée, un retour à l'état d'équilibre tant souhaité. Tu apprends le dosage, celui qui rallonge ton sourire, qui réaccommode ton œuvre de **bien-être** et met ta stabilité au cœur de tes priorités. Il n'y a pas de règle stricte, juste une danse subtile avec les bons partenaires – dopamine, sérotonine, et noradrénaline qui travaillent main dans la main, comme un seul orchestre.

Récepteurs de Dopamine et Sensibilité

Bon, la dopamine, c'est ce fameux **neurotransmetteur** dont tout le monde parle, mais t'es-tu déjà demandé comment ça fonctionne vraiment ? Ce qui se passe quand ce petit messager chimique entre en scène dans ton cerveau ? Eh bien, j'espère que ça va devenir un peu plus clair maintenant. Les récepteurs de dopamine, c'est eux qui sont au cœur du truc. En gros, ces récepteurs sont là pour capter la dopamine qui flotte entre les neurones et ensuite, ils transmettent l'info sous forme d'un signal électrique. Ils sont un peu comme la serrure pour cette clé qu'est la dopamine. Quand ces récepteurs reçoivent la bonne clé, le signal passe, et c'est là que les choses se mettent en branle—tu peux ressentir du **plaisir**, de la motivation, ou encore de la joie.

Mais tous les récepteurs ne se valent pas. Et tout le monde n'a pas les mêmes serrures, si tu vois ce que je veux dire. Il y a des différences individuelles importantes liées au nombre et à la répartition de ces récepteurs dans le cerveau. Certains ont plus de récepteurs, d'autres moins, et tout ça a un impact énorme sur le ressenti et la réponse aux stimuli externes, comme la bouffe, la musique, ou même les réseaux sociaux. C'est là où on commence à entrer dans le technique, parce que ces types de récepteurs ne bossent pas tous pareil. Certains sont plus réactifs, plus sensibles, tandis que d'autres sont un peu plus feignants, plus résistants. Chacun réagit différemment, et cette diversité est influencée par un tas de facteurs, y compris ton **bagage génétique** et ton environnement.

Parlons deux minutes des trucs qui influencent la sensibilité et la densité de ces récepteurs dans ton cerveau. Tout commence avec la génétique. Eh ouais, tu peux pas choisir tes gènes, et comme on dit souvent, tu peux remercier tes parents pour ça. Si t'as hérité de gènes qui favorisent une faible densité de récepteurs de dopamine, tu vas peut-être avoir besoin de plus de stimulation pour obtenir le même kif ou la même motivation que quelqu'un d'autre. Mais c'est pas toute l'histoire. Parce que l'**environnement** joue aussi un rôle de ouf. Trop de stress est connu pour niquer les récepteurs de dopamine, en réduisant leur nombre et leur efficacité. Et de l'autre côté, s'exposer régulièrement à des activités fun, comme écouter ta musique préférée ou faire du sport, peut améliorer progressivement la sensibilité à la dopamine.

Mais qu'est-ce que tu peux faire pour renforcer cette sensibilité à la dopamine ? Bonne question. C'est là où le "Protocole de Réinitialisation des Récepteurs de Dopamine" entre en jeu. L'idée, c'est de "calmer" un peu ton système. Voilà ce que tu devrais faire :

• Réduire ou éliminer les comportements hyperstimulants — comme la consommation excessive de sucre, de caféine et surtout... la technologie. Les écrans activent grave la dopamine, mais ils mènent ensuite ton système au **burnout**...

• Augmenter les activités conscientes — comme la méditation, le yoga, ou même une simple balade dans un parc. Ça permet à ton cerveau de reprendre son souffle et de restaurer naturellement sa fonction neurochimique.

• **Dormir** suffisamment — C'est crucial ! Le manque de sommeil affecte sévèrement tes récepteurs de dopamine.

Au final, suivre ce protocole demande de la patience et surtout de la cohérence, mais les résultats peuvent être vraiment ouf — comme un reboot pour ton cerveau, te donnant la possibilité de goûter à un nouveau monde de **sensations**.

La Connexion Dopamine-Stress

On parle souvent de la **dopamine** comme si c'était la seule star de notre cerveau. Tu sais, celle qui te donne des sensations fortes quand tu traverses des expériences importantes, quand tu accomplis quelque chose de grand ou quand tu reçois des récompenses. Mais parfois, il y a aussi un autre acteur qu'on ne mentionne pas assez souvent : le **stress**. Et ces deux éléments, la dopamine et le stress, sont en réalité bien liés. Alors, voyons un peu comment ces deux-là interagissent...

En fait, lorsque tu es stressé, ton corps produit une autre hormone très importante : le **cortisol**. C'est lui le grand responsable de ce sentiment d'être envahi par le stress. C'est bon pour toi sur le court terme, car il te prépare à réagir face à une menace. Le hic, c'est quand ce cortisol est présent trop longtemps... Eh bien, ça peut affecter directement ta dopamine ! Et pas dans le bon sens. Plus tu es stressé sur une longue période, plus ton taux de cortisol reste élevé, et plus cela peut commencer à déstabiliser la façon dont ta dopamine fonctionne.

Maintenant qu'on en parle, imagine ceci : ton cerveau est accro au plaisir que procure une bonne dose de dopamine, cette énergie positive, cette **motivation** qui te pousse à faire plus et mieux. Mais quand le stress s'installe de manière chronique, comme un invité indésirable qui ne veut jamais partir, cela commence inévitablement à entraîner des baisses dans ta signalisation dopaminergique. Oui, plus de cortisol prend le contrôle, et ta précieuse dopamine s'affaiblit. Ce qui veut dire moins de motivation, moins de plaisir, et parfois cela peut ruiner ton **équilibre** émotionnel...

Le stress chronique agit comme un vrai saboteur. Imagine que c'est un peu comme avoir une lumière dans ta tête qui brille moins, car quelqu'un a baissé l'interrupteur tout doucement, sans que tu ne t'en rendes compte ! C'est exactement ainsi que ta dopamine essaie - parfois en vain - de continuer à te donner de l'énergie, même lorsque le stress en abuse, la déséquilibrant peu à peu.

Mais - et ça c'est important - ce n'est pas une cause perdue. Loin de là, tu as des cartes en main pour gérer ce petit duo stress-dopamine. J'ai une technique de **régulation** toute simple que tu peux utiliser dans ta vie quotidienne, pour maintenir un meilleur équilibre et pour ne pas laisser le stress ruiner non seulement ta journée, mais aussi ton système dopaminergique.

Voilà la technique : ça s'appelle les "**pauses dopaminergiques**". L'idée, c'est littéralement de t'octroyer des moments où tu arrêtes totalement ce que tu fais. Tu manges, tu regardes un arbre dehors, ou tu fermes simplement les yeux et tu respires. Ces breaks, tu en as besoin pour calmer ton cortisol et donner le temps à ta dopamine de reprendre des forces. Et plus tu feras ça, plus tu verras (en espérant de façon claire et instantanée !) un mieux-être général. Moins stressé, mentalement plus solide et donc, une meilleure production de dopamine assurée. Bien sûr, ça demande de la régularité ; mais surtout, du respect envers ton équilibre intérieur.

Bref, il y a vraiment quelque chose à tirer de cette relation entre le stress et la dopamine. Bien sûr, prendre du temps pour toi et te rappeler l'importance de petits ajustements dans ta vie peut en effet rendre ton cerveau et ton **humeur** meilleurs. Donne-toi cette chance - et tu n'imagines pas comme ton cerveau te remerciera demain.

En Conclusion

Dans ce chapitre, tu as exploré des notions fascinantes autour de la régulation de la **dopamine** et ses impacts sur le cerveau. Après une plongée dans les concepts de **neuroplasticité** et d'équilibre neuronal, il est essentiel de retenir les points-clés pour mieux comprendre comment la dopamine influence ta vie quotidienne. Voici ce qu'il faut garder en tête :

La neuroplasticité permet à ton cerveau de se réorganiser en réponse à différents niveaux de dopamine, ce qui en fait une capacité vitale pour t'adapter à différents contextes.

Le rôle des **neurotransmetteurs** comme la dopamine, la sérotonine et la norépinéphrine est crucial. Leur équilibre favorise ta santé mentale.

Les **récepteurs** de dopamine peuvent varier en sensibilité et en nombre, influençant directement comment ton cerveau reçoit et interprète la dopamine. Ton environnement et tes gènes jouent un rôle important ici.

Le **stress** chronique perturbe le fonctionnement de la dopamine. Apprendre à gérer ton stress est crucial pour maintenir une bonne fonction dopaminergique.

Des pratiques spécifiques peuvent encourager un environnement cérébral sain, se traduisant par une meilleure régulation de la dopamine.

Garde ces éléments à l'esprit et applique-les dans ton quotidien pour favoriser un **cerveau** en pleine forme. Tu as maintenant les outils pour prendre le contrôle de ta santé mentale et maximiser tes fonctions cérébrales. On compte sur toi !

Chapitre 6 : Nutrition pour l'équilibre de la dopamine

Tu y penses souvent, n'est-ce pas ? Trouver cet **équilibre** invisible qui te fait te sentir vraiment bien. Moi, je me suis demandé : et si notre **nourriture** pouvait jouer un rôle plus grand, plus important, qu'on ne l'imagine ? Dans ce chapitre, je veux t'emmener dans un monde où chaque **bouchée**, chaque petite gorgée, peut transformer de façon incroyable la manière dont tu te sens. Ça t'intrigue ?

Imagine un jour où tu maîtrises ce **sentiment** – ni trop haut, ni trop bas – juste bien. C'est l'occasion de comprendre d'une façon simple et concrète comment adapter ton **alimentation** au quotidien. Rien de compliqué, que des conseils simples, pratiques, peut-être même surprenants, pour que tu puisses sculpter cette sensation d'**harmonie** intérieure.

Tu vas voir, après avoir lu ça, chaque **repas** prendra une signification nouvelle. Chaque **plat** deviendra une opportunité de nourrir non seulement ton corps, mais aussi ton bien-être mental. Allez, on se lance dans cette aventure gustative qui pourrait bien changer ta vie !

Aliments qui augmentent naturellement la dopamine

Pour être au top et être **motivé**, il faut que tu aies assez de **dopamine** dans ton cerveau. C'est cette fameuse molécule du plaisir qui te donne la pêche, celle qui te pousse à faire les choses avec envie. Il y a des aliments qui peuvent t'aider à faire ça naturellement. On parle ici des précurseurs de dopamine, en gros, des nutriments que ton corps utilise pour en fabriquer plus. On va donc se pencher sur les aliments riches en **tyrosine** et en phénylalanine. T'as sans doute entendu ces noms quelque part, mais ce qu'il faut surtout savoir, c'est qu'ils sont essentiels pour faire tourner la machine.

Les **œufs**, par exemple. Tu te demandes peut-être pourquoi tout le monde les adore au petit-déj'. Eh bien, c'est parce qu'ils sont bourrés de tyrosine. En les mangeant, tu donnes un coup de pouce à ton cerveau pour créer plus de dopamine. Ensuite, il y a le **poisson**, surtout le saumon, la morue et les sardines. Oui, ces poissons gras sont non seulement bons pour le cœur mais aussi pour le cerveau. Leur forte teneur en acides aminés, y compris la phénylalanine, aide à maintenir ton taux de dopamine au beau fixe.

Et puis, parlons des **bananes** – tu savais qu'elles contenaient aussi de la tyrosine ? Addition parfaite pour ton smoothie ou tout simplement à croquer en attendant le bus. Aussi, comme les amandes ou les noix de cajou, les noix contiennent la tyrosine. Si tu aimes les trucs qui croustillent, n'hésite pas à les grignoter.

Mais bon, avoir les précurseurs, c'est pas tout. Il faut aussi entretenir la machine. Et là, certains nutriments sont tes meilleurs alliés.

Les **vitamines** du groupe B jouent un rôle central. Elles sont comme le lubrifiant pour toutes ces réactions chimiques dans ton cerveau qui gardent la dopamine en forme. Par exemple, la vitamine B6. Elle t'aide à transformer la tyrosine en dopamine. Tu la trouves dans plein d'aliments comme les épinards, le poisson, ou encore les pois chiches. Quant à la vitamine B9, c'est notamment en mangeant des légumes verts à feuilles comme les épinards ou le brocoli que tu l'apportes. C'est pas les plus fun, mais ton cerveau te remerciera quand il sera moins rouillé pour tolérer un flux de dopamine constant. Ensuite, y a les **antioxydants** comme les vitamines C et E. Ces protecteurs, tu les trouves dans les fruits comme les oranges et les légumes colorés. Imagine un pare-chocs pour tes neurones, c'est un peu ça.

Passons à quelque chose d'un peu plus concret. Parce qu'une chose est de pouvoir citer tous ces aliments, mais une autre c'est d'en faire des repas savoureux. Dans cette partie, il est question de **recettes** où on retrouve ces fameux ingrédients. Perso, j'ai une petite obsession pour un bon bol de saumon grillé avec une salade d'épinards et d'avocat. Tu ajoutes quelques éclats d'amandes pour le croquant. C'est riche en tyrosine, en vitamines B et en antioxydants. Alors, non seulement tu te fais plaisir, mais en plus, tu stimules tes niveaux de dopamine.

Pour un repas du matin, tu pourrais te faire une omelette farcie aux épinards avec des champignons et des tomates cerises. Pas besoin de se répéter, y'a tout ce qu'il faut dedans. Simple mais super nourrissant. Et si tu es plus du genre à préférer ton café d'accompagnement avec une douceur, un yaourt grec nature avec des graines de chia, des quartiers de banane et quelques noix concassées fait le job. Collation assurée, dopamine tenue.

Garde ça en tête – manger pour ton cerveau n'a pas à être compliqué. En choisissant les bons ingrédients ici et là, tu prépares ton esprit et ton corps à gagner chaque nouvelle journée.

Suppléments et leur effet sur la dopamine

Quand tu cherches à améliorer ton **bien-être**, tu te tournes parfois naturellement vers ces petits flacons de suppléments en pensant qu'ils ont réponse à tout. Et pour la **dopamine** ? Pareil ! Certains suppléments peuvent offrir un petit coup de pouce bienvenu. Par exemple, la L-Tyrosine, l'un des plus populaires, peut aider à soutenir la production naturelle de dopamine dans ton cerveau. Ce composé est une sorte de brique qui, une fois assemblée, contribue à créer de la dopamine. Simple, non ? Elle est particulièrement utile lorsque ton corps est stressé ou s'il a juste besoin d'un "rechargement." Un petit plus qui donne un coup de pouce à ta **concentration** et à ta **motivation**, surtout quand les niveaux de dopamine commencent à décliner.

T'as jamais entendu parler de la mucuna pruriens ? Non ? C'est une plante qui contient naturellement de la L-Dopa, un précurseur direct de la dopamine. Cet ingrédient est utilisé depuis des siècles comme remède naturel pour soutenir l'humeur et l'énergie mentale. Alors, pharmacie de grand-mère ou pas, ça fonctionne. Bien sûr, ça reste du dépannage additif, un petit plus pour ton cerveau quand le moral est bas, mais attention à ne pas en abuser non plus.

Mais tu sais bien qu'il n'y a jamais de solution miracle. Un minimum de précautions est essentiel aussi. Et c'est là que parle le pragmatisme. Après tout, le potentiel, ainsi que les prises de risques, sont toujours à évaluer sérieusement.

D'accord, parlons des défis possibles avant de foncer tête baissée vers la pharmacie. Si c'est si tentant de vouloir des solutions rapides, ça peut parfois te jouer des mauvais tours. Par exemple, l'utilisation à long terme de suppléments comme la L-Tyrosine entraîne rarement de problèmes majeurs, à condition que tu respectes les doses recommandées. Mais prendre ces trucs-là en espérant se sentir constamment au top — honnêtement, c'est pas très sain. Trop de mucuna pruriens pourrait, avec le temps, troubler l'équilibre naturel de ton cerveau, poussant éventuellement ton corps à produire moins de dopamine naturellement. Bref, prudence !

Cependant, je ne te décourage pas du tout. Y'a un véritable intérêt à équilibrer tout ça, et avec une pile bien pensée, ou plutôt un "**stack**," les risques sont minimes et les bienfaits bien réels. Pars sur quelque chose de sûr et facile à suivre.

Maintenant, suis ce que je vais te proposer, pense à une routine intelligente. Un « Stack de Suppléments pour le Soutien de la Dopamine » t'apportera des résultats efficaces. Le truc, c'est de combiner la L-Tyrosine avec des puissants nutriments comme la vitamine B6 et la vitamine C, qui aident à la transformation de la L-Tyrosine en dopamine. Prends alors tes trois éléments ensemble le matin, juste avant ou après le petit déj. C'est simple et c'est un bon moyen de bien commencer la journée, non ?

Si tu veux aller plus loin, envisage aussi de prendre un supplément de Rhodiola Rosea, une plante qui apporte **énergie** et allège aussi le **stress**. Essaie d'en prendre au boulot ou pour booster un après-midi un peu terne. C'est justement utile pour préserver l'énergie mentale tout en régulant la production dopaminergique de ton corps.

Et bien sûr, reste focus sur le combo : **alimentation**, bonne nuit de **sommeil**, et méditation modérée. Parce qu'après tout... les suppléments, ça aide, mais c'est dans un tout coordonné que les bienfaits apparaissent vraiment.

Bref, prends soin de toi, garde l'esprit clair en modérant ta consommation au lieu de vouloir économiser tes ouvrages au possible — trop forcer la machine, c'est pas gagné à long terme. Ce stack-là te permettra de vraiment réguler la balance dopaminergique. Allez hop, au boulot !

L'Importance de l'Hydratation dans la Production de Dopamine

Parfois, tu sous-estimes l'importance de t'hydrater correctement. Pourtant, ça touche absolument tout dans ton corps, même la production de tes neurotransmetteurs. Parmi eux, il y a la fameuse **dopamine**, ton petit coup de pouce chimique pour la motivation et le bonheur. Quand t'as bu assez d'eau, les choses fonctionnent comme sur des roulettes. L'eau est cruciale pour la production des neurotransmetteurs puisqu'elle aide à transporter les éléments essentiels là où ils sont vraiment nécessaires.

Mais c'est pas tout, l'**hydratation** permet également à ton cerveau de maintenir sa bonne température, son équilibre électrolytique et, ce qu'on oublie souvent, elle évite la neuro-inflammation. Si ton cerveau est bien hydraté, il va fabriquer la dopamine plus facilement. Mais si t'es déjà déshydraté, le processus devient moins fluide—et là, tout commence à déconner. Les connexions entre les neurones ne s'établissent plus aussi bien. Résultat : niveau dopamine dans les chaussettes.

OK, imagine que t'es dans le désert et qu'il n'y a pas une goutte d'eau dans les environs. Voilà un peu l'état de ton cerveau quand il est déshydraté. Si tu ne bois pas assez, ton corps va faire des économies là où il peut. Ça va de la fonction cognitive à ton **humeur** générale : tout s'assombrit. Fatigue accrue, maux de tête, concentration difficile... et bien sûr, un sérieux coup de mou du côté de la motivation. La dopamine, censée te filer la pêche, peine à faire son boulot.

Et cette goutte d'eau que t'oublies de boire peut vraiment tout changer sur ta journée et ton attitude. Parce que—oui, faut le dire—un simple verre d'eau peut faire toute la différence quand t'es frustré ou que t'as du mal à te **concentrer**. Sans une hydratation suffisante, c'est comme si ton cerveau tentait de fonctionner sur de l'essence frelatée. Tu carbures mal, tout simplement.

Tout ça nous mène à quelque chose de vachement plus simple que ça en a l'air : boire suffisamment. Parce que, franchement, c'est pas sorcier, mais on oublie souvent. Disons que ta Stratégie d'Hydratation Optimale pourrait ressembler à quelque chose comme ça :

• **Boire** régulièrement : au lieu de te gaver d'eau d'un coup, opte pour des petites gorgées tout au long de la journée. Tes reins te remercieront... et ton cerveau aussi !

• Prudence avec le café et le thé : même si ces boissons contiennent de l'eau, elles sont aussi diurétiques et peuvent t'assécher.

• Mange hydraté aussi : des fruits comme la pastèque, les concombres, et autres aliments bourrés d'eau, c'est pas con. Tu te fais du bien en les consommant.

• Grandir l'habitude : Aie toujours une bouteille d'eau près de toi, dès que possible. Et non, pas besoin d'une super bottle dernier cri. Un simple gobelet conviendra.

S'hydrater, c'est du bon sens. Mais dans ce monde où on nous demande de tout faire tout le temps, c'est juste comme ça : on oublie. Pourtant, c'est l'une des clés pour que **dopamine** rime, à nouveau, avec **vitalité** !

Horaire des repas et niveaux de dopamine

D'abord, tu dois te demander : est-ce que le **timing** de tes repas change vraiment quelque chose pour tes niveaux de **dopamine** ? Eh bien, il se trouve que oui. Le moment où tu choisis de manger a un vrai impact sur la libération et la régulation de cette fameuse molécule du plaisir. Imagine un peu - si tu mangeais dès que tu en as envie, sans vraiment y réfléchir, tes niveaux de dopamine pourraient être sur des montagnes russes, changeant drastiquement au fil de la journée. C'est pas top pour maintenir un bel équilibre tout au long de la journée – clairement pas !

Alors, comment le bon moment influence tout ça ? Quand tu manges à un rythme plus régulier, ton cerveau sait à quoi s'attendre. Il obtient une sorte de 'routine', ce qui rend la libération de dopamine plus prévisible et mieux contrôlée. Mais mange discontinuellement, et là, ça devient le **chaos**. Ton cerveau reçoit plusieurs pics, parfois pas assez, d'autres fois trop, ce qui peut conduire à des baisses importantes d'énergie ou même à un état de léthargie. Prendre des repas équilibrés à des heures fixes met tout en ordre et pourrait même augmenter ta **productivité** au quotidien. Plus tes repas sont synchronisés avec ton rythme naturel, plus tu peux t'assurer que la dopamine fasse bien son travail sans emboutir ton énergie ou ton humeur.

Tu sens que c'est déjà un gros changement, mais attends...

Parlons maintenant d'une autre approche – le **jeûne intermittent**. Le jeûne, c'est un outil qui semble 'à la mode' mais qui a aussi des racines bien ancrées dans la biologie humaine. Du coup, avec des périodes de jeûne consciencieusement calculées, on impose une sorte de pause à notre cerveau. Une pause vraiment bien méritée si on y pense. Remarque bien, on parle pas de privation complète ici – juste de repousser un peu ton déjeuner ou ton dîner.

Le jeûne intermittent peut aider à augmenter la sensibilité de tes récepteurs de dopamine. C'est comme redémarrer un vieux moteur ; pas nécessairement simple mais efficace pour lui rendre toute sa puissance. Et ce qui est cool, c'est que cet effet "reboot" de ton système dopaminergique le rend plus réceptif ; donc il en faut un peu moins pour te sentir bien, te sentir motivé. D'une part, il surprend encore et encore ton cerveau, lui apprenant à mieux répondre aux petites doses naturelles de dopamine sans s'y habituer. Le résultat ? Un meilleur contrôle de ton humeur et une **motivation** qui reste forte sans chuter trois jours plus tard. C'est une victoire pour ceux d'entre nous qui aspirons à maintenir ce fameux équilibre.

Et donc, on en arrive au cœur du sujet...

Tu te demandes comment planifier une journée type avec ça en tête. Le milieu de la tempête appelle à l'organisation... Voilà pourquoi un programme de repas optimisé pour la dopamine peut vraiment changer la donne.

Imagine quelque chose de simple mais structuré. Commence ta journée avec un petit-déjeuner **énergisant**, idéalement riche en protéines pour maintenir de la satiété et préparer ton cerveau pour les premières étapes de libération de dopamine.

• Le matin : œufs, yaourt nature, graines de chia...

• Au déjeuner : une source de protéines animales ou végétales, accompagnée de légumes frais – le tout avec des glucides complexes pour une libération prolongée d'énergie.

• Vers 16h : une petite collation, des fruits secs ou noix qui font plaisir mais encore une fois, soutiennent ta régulation.

• Le soir : mise sur un dîner léger afin d'éviter les pics de glucose trop dictés par l'envie ou la fatigue d'une longue journée.

Bien sûr, cette approche suppose aussi parfois sauter des repas pour pratiquer un jeûne jusqu'à déjeuner tardif ou dîner anticipé. Avec ces changements, profite de l'efficacité d'un corps qui travaille avec son temps naturel pour te donner ce **carburant** vital – la dopamine.

Exercice Pratique : Concevoir un Plan de Repas Favorable à la Dopamine

T'es p't-être comme beaucoup de gens, en mode "tout roule" et tu **manges** ce que t'as sous la main, sans vraiment te poser de questions. C'est normal, on a tous des vies bien remplies. Mais bon, parfois, il faut se regarder un peu dans le miroir, réfléchir à ce qu'on met dans notre assiette. Pour te sentir vraiment bien, te **booster** en dopamine et même – on espère – garder un équilibre, faut faire l'inventaire de ce que tu bouffes en ce moment. Quoi, spontanément, tu penses ? Bof, pas sûr. C'est ton ventre qui décide le menu, ou c'est ton cerveau qui dit "ok, c'est bon pour moi ça" ?

Une fois que t'as fait ce petit check-up, regarde ce qui va et ce qui va moins bien. Du genre, y'a trop de graisses saturées ? Pas assez de fruits et légumes ? Les sucres rapides ? Identifie les trucs qui sont pas top. Sans culpabiliser, hein. Juste pour te dire qu'il y aurait des petits ajustements possibles pour ta santé mentale et physique.

Après avoir regardé "d'où tu pars", faut penser à ce que tu vas ajouter dans la machine. Là, on arrive à un truc crucial : la fameuse liste des **aliments** amis de la dopamine. Oublie pas que l'idée c'est de trouver du plaisir à chaque bouchée, mais en s'assurant que ça contribue à ton taf : améliorer ta motivation, ton humeur, ton équilibre.

Fais un pit-stop au rayon produits frais la prochaine fois que tu fais ton shopping et pense à remplir ton caddy avec des trucs qui te font autant de bien que manger une bonne mousse au chocolat, mais pour ton cerveau. Les trucs riches en tyrosine comme le poulet, les amandes, et même le tofu sont supers ! Le manganèse dans les noix de pécan ou les avocats, c'est le petit bonus pour clore ta journée en beauté. On doit parler des bêta-glucanes ? Pas en détail mais ose la farine d'avoine, c'est top pour la santé. N'oublie pas la dose de chocolat noir, là vraiment faut pas les oublier dans ton petit "kit dopamine".

Désormais, place à la cuisine, place aux fourneaux. Avec ton caddy bien rempli, t'as de quoi faire tes plans cuisine pour toute la semaine sans te demander ce que tu veux manger tous les jours (et finir par commander une pizza une quatrième fois). Prochaine étape ? Planifie ton **menu** pour une semaine. Des p'tits-déj's simples et rapides qui tournent autour des fruits, du yaourt nature avec des amandes, peut-être un œuf ou deux. Pour le déjeuner, pense protéines – ou végétarien si c'est ton style – servis avec des grains entiers style quinoa ou riz complet. Et enfin, pour le dîner, une super soupe de lentilles agrémentée d'un filet de saumon cuit à la poêle, c'est un combo parfait pour bien dormir.

Pour accompagner ce menu alléchant, t'as pensé aux horaires ? Ouais, on marche tous à notre rythme. Mais tu pourrais essayer de stabiliser tes **repas** sur la journée. Pas trop tôt, pas trop tard, pour que ta dopamine reste au top tout au long de la journée. Si t'as envie de tenter le jeûne intermittent, fais une petite recherche de ton côté, c'est peut-être un truc à envisager mais pas obligatoire. Faut trouver ce qui colle avec ton style de vie, rien d'autre. L'équilibre se cache là souvent.

Ensuite... pratique ! Applique-toi là-dessus, vraiment joue le jeu, prends des notes sur comment ça te fait. Peut-être t'auras envie d'écrire chaque soir : "quoi de neuf à la fin de cette journée", raconte au moins comment tu te sens, c'est intéressant, tu verras vite ce qui change. Même inscris des petits encouragements pour continuer. Parce que chaque personne réagit un peu différemment. Peut-être qu'après une semaine tu vas honnêtement sentir une différence ?

Pour finir, l'évolution continue. Peut-être qu'il faut ajuster ici rapidement, là-bas demain. Disons une question de dosage... En intégrant graduellement de nouveaux trucs amigables **dopamine** comme les myrtilles, un morceau de pain complet ; t'es loin de galérer. D'autres aliments deviendront des indispensables une fois approuvés par ton moral et ta vitalité retrouvée.

C'est en opérant cette méthode-là, menée avec grand respect de la **satiété** mentale et physique propre au **cerveau** humain... et de la fatigue qui peut se réparer naturellement !

En conclusion

Ce chapitre t'a apporté des infos essentielles sur comment bien **manger** pour soutenir la production de **dopamine** dans ton cerveau. Les différentes parties ont montré comment une **alimentation** équilibrée contribue non seulement à ta santé physique, mais aussi à ton bien-être mental et émotionnel. Retiens ces points clés qui peuvent t'aider à appliquer ce que tu as appris dans ton quotidien :

Les aliments riches en précurseurs de la dopamine, comme la tyrosine, sont précieux pour maintenir une synthèse régulière de cette importante molécule.

L'effet bénéfique de **nutriments** spécifiques qui renforcent la production et le fonctionnement de la dopamine au niveau cérébral.

La préparation de **recettes** simples, mais efficaces, pour intégrer ces composants pro-dopamine dans tes repas.

Les précautions à prendre face à la consommation de compléments alimentaires, avec leurs avantages possibles mais aussi les risques à éviter.

L'importance de rester correctement **hydraté**, ce qui impacte directement tes niveaux d'énergie et ton humeur.

Après avoir parcouru ce chapitre, continue de faire des choix alimentaires orientés vers l'équilibre de la dopamine chaque jour. Rappelle-toi, **manger** de manière intelligente influe directement sur ta bonne humeur, ta **motivation**, et ta capacité à rester concentré. Fais de toi-même une priorité en prenant soin de ton **alimentation**, un repas à la fois !

Chapitre 7 : Activité physique et dopamine

Tu t'es déjà demandé pourquoi certaines journées te semblent plus **lumineuses** que d'autres, sans raison apparente ? Moi, je crois que ton corps te parle, et si tu l'écoutes attentivement, tu découvriras que le **mouvement** fait toute la différence. Dans ce chapitre, on va faire un tour rapide de l'univers fascinant de l'activité physique. Beaucoup pensent que l'**effort** physique épuise, mais en réalité, ça peut plutôt être l'étincelle qui enflamme ton envie de bouger.

Pas besoin d'être un athlète de haut niveau pour ressentir l'**impact**. Laisse-moi te montrer comment un petit changement dans tes **habitudes** peut faire décoller ton niveau d'**énergie**. Tu n'as rien à perdre, sauf peut-être cette fatigue qui te colle à la peau ! Ce voyage ensemble te donnera toutes les clés pour t'apporter ce petit plus qui change tout...

En explorant les bienfaits de l'activité physique sur la production de **dopamine**, tu comprendras comment un simple **mouvement** peut transformer ta journée. Alors, prêt à bouger et à ressentir cette vague de bien-être ? Tu viens ?

L'exercice comme stimulant naturel de la dopamine

Alors, pourquoi est-ce que l'**exercice** fait tant de bien ? Eh bien, il ne se contente pas de faire bouger ton corps, il célèbre aussi ton

cerveau ! Avec l'activité physique, il y a une vraie cascade d'effets bénéfiques, et au cœur de tout ça, il y a la **dopamine**. C'est ce petit messager chimique dans ton cerveau qui, en gros, te fait te sentir bien. L'exercice favorise la libération de dopamine naturellement. La magie opère à chaque fois que tu bouges, que tu danses, que tu cours ou que tu soulèves des poids.

La dopamine est libérée dans le cerveau et vient se fixer sur les récepteurs de la dopamine, les activant comme on allume une lumière dans une pièce sombre. Plus tu fais de l'exercice régulièrement, plus tes récepteurs deviennent sensibles, ce qui veut dire... devine quoi ? Que tu es de mieux en mieux préparé pour ressentir les **bénéfices** de chaque séance d'exercice. Un cercle vertueux, n'est-ce pas ? Plus tu bouges, plus tes récepteurs deviennent aguerris, et plus les doses de plaisir sont généreuses. De quoi te laisser un sentiment de gratitude envers ton propre corps.

Mais pourquoi s'en tenir là ? Revenons et voyons ce qui se passe sur le court et le long terme. Immédiatement après une séance d'**entraînement**, tu te sens bien, témoin de cette libération fraîche de dopamine. Parfois, ça ressemble à une bulle d'euphorie, ce qu'on appelle couramment le "runner's high". Mais attention à ne pas penser que cet effet est fugace — pas du tout ! À long terme, ces effets se cumulent. Tu as envie de te sentir mieux sur une longue période ? Fais de l'exercice régulier, et voilà ! Tu ne te contenteras pas juste d'être de meilleure **humeur** quotidiennement. Sur le long terme, c'est comme si tu optimisais tes récepteurs de dopamine, tel un ordinateur remis à neuf ! La fluidité avec laquelle le cerveau va traiter la dopamine s'améliore. Résultat ? Ton humeur est plus stable, tu as moins d'anxiété, et une meilleure résistance au **stress**. Autrement dit, tu fais autant plaisir à ton futur toi qu'à ton cerveau actuel.

Tu te demandes maintenant comment se sculpter une routine parfaite pour aimer son quotidien et son corps, non ? Ne t'inquiète pas, j'y arrive ! Pour une routine parfaite, tout se joue dans l'équilibre — voici ce que tu peux concocter facilement :

• **Départ en Douceur :** Commence avec 10 minutes d'échauffement léger. Tu réveilles ton cœur, sans brutalité, comme si tu sirotais un café bien chaud.

• **Intervalles de Cardio :** 20 minutes de mouvements cardio alternant 30 secondes d'effort (comme de la corde à sauter, des burpees), suivis d'1 minute de pause. Pas besoin d'aller à fond tout de suite. C'est le juste milieu qui fait rester.

• **Muscula-Dopamine :** 15 minutes à jouer avec tes muscles, c'est super pour tes récepteurs ! Privilégie des exercices polyarticulaires comme les squats et les pompes... Dis, c'est que ça booste ton énergie !

• **Étirements Zen :** Avec une bonne quinzaine de minutes d'étirements, pense à toutes tes endorphines pétillantes qui se régénèrent. Décontracte-toi et veille sur la durabilité à long terme de ton bonheur clairement acquis.

Donc voilà, tu n'as pas à surcharger ton corps, juste une heure de sport bien conçue où tout ton cerveau te le rendra bien ! L'exercice régulier et bien équilibré devient un partenaire de choix pour tes humeurs, ton stress et finalement, c'est un grand OUI pour ton propre bien-être !

L'Effet de Divers Types d'Exercices

Tu te poses souvent la question : le type d'**exercice** que tu fais change-t-il vraiment quelque chose dans la manière dont ton cerveau réagit ? Spoiler alert : oui, c'est absolument le cas. Prenons deux exemples bien connus : l'**aérobic** et l'entraînement en résistance, comme la muscu. Pas la même technique. Et le résultat au niveau de la **dopamine** ? Pas le même non plus.

L'aérobic, le truc avec les mouvements rapides qui te fait suer à grosses gouttes, te donne un gros rush de dopamine. Pourquoi ? Parce que ton cœur bat plus vite, ton souffle devient plus court, et il y a ce sentiment immédiat de "wow, je bouge à fond !" Ton cerveau adore ça. Il réagit en libérant plus de dopamine et, d'un coup, tu te sens bien. Tu es au top. C'est une sensation d'**euphorie** que beaucoup recherchent, la fameuse "adrenaline high".

D'un autre côté, l'entraînement en résistance, c'est autre chose. Là, ta concentration est sur chaque muscle qui travaille, sur chaque kilo que tu soulèves. Ce n'est pas un truc aussi intense, instantanément. Mais ne te laisse pas avoir – les bienfaits sont bien là, question dopamine. L'entraînement en résistance stimule aussi la production de dopamine, mais avec un goût un peu différent. Moins explosif, mais plus durable. Tu sens que ça reste avec toi, donnant une sensation de calme, de contrôle. Avec le temps et la progression, ton cerveau finit par associer la résistance à de la bonne dopamine aussi, entraînant cette satisfaction après un bon **entraînement**.

Mais imagine si tu alliais les deux ? Boom. Le mix parfait.

Et ça nous amène à autre chose... non, stop ! Avant de parler d'association, demandons-nous : pourrait-il y avoir une autre manière, encore meilleure, de pousser cette dopamine à fond ? Eh bien oui. L'exploration de nouvelles activités physiques. Casser la **routine**. Quand tu essaies un nouveau sport, ton cerveau a un boost naturellement. C'est comme s'il se disait : "ouah, nouveauté. Découverte. Grand dieu, il faut de la dopamine pour gérer tout ça !" Quand tu tentes des trucs comme du paddle, de l'escalade, ou même simplement changer de parcours de jogging habituel... BAM, dopamine. Rien de plus satisfaisant que de repousser des limites en termes d'activité physique. Et finalement, cette nouveauté te donne du plaisir, même quand tu stagnes parfois dans d'autres domaines de ta vie.

Mais passons au concret. Puisqu'on parle d'activités physiques et des différentes manières de s'y prendre pour maximiser les bienfaits sur la dopamine, pourquoi ne pas intégrer tout ça dans ta routine actuelle ? Essaye de varier, d'y aller en alternance avec des activités qui te défient mais qui sont aussi amusantes. Voici un tableau que tu pourrais utiliser pour organiser ta semaine et voir quels types d'exercice te procureraient ce petit coup de pouce dopaminergique dont tu as besoin.

Tableau de Variété d'Exercices

• Lundi : Aérobic (course, vélo) - Oui ou Non

• Mardi : Entraînement en résistance - Oui ou Non

• Mercredi : Yoga ou Pilates (boxe) - Oui ou Non

• Jeudi : Marche Challenging - Oui

• Vendredi : Danse fitness - Oui ou Non

• Samedi : Paddle/Tennis/etc. - Guide-toi

• Dimanche : Relaxation - Prends l'air

En résumé, bouge intelligent, varie les plaisirs, sois systématique quand nécessaire – mais ne te prive jamais de dopamine. Prends soin d'organiser ton emploi du temps en t'assurant qu'il reste de l'espace pour t'émerveiller devant de nouvelles premières fois. C'est sans doute la meilleure façon pour booster ta **dopamine**, aller plus loin dans ton **bien-être** général, et qui sait, finir par trouver cet équilibre qui nous manque à tous.

Durée et Intensité Optimales pour la Libération de Dopamine

Quand tu veux **augmenter** la dopamine avec l'exercice, la durée et l'intensité jouent un rôle essentiel. Il ne suffit pas simplement de bouger ; il s'agit de savoir combien de temps et à quelle intensité. Beaucoup croient qu'il faut s'entraîner pendant des heures interminables. En réalité, il existe une gamme bien précise qui fonctionne mieux pour maximiser la libération de dopamine. L'exercice **modéré** — environ 30 à 45 minutes — semble être parfait. C'est juste assez pour élever les niveaux de dopamine sans trop fatiguer ton corps. À cet intervalle, les récepteurs dans ton cerveau sont les plus sensibles, permettant à la dopamine de flotter librement, favorisant ce sentiment de bien-être.

Mais pas besoin de courir un marathon chaque jour. Une marche rapide, une séance de vélo ou même quelques circuits de yoga dynamique peuvent suffire à déclencher cette réponse chimique que tu recherches. Par contre, ne va pas penser qu'il suffit de faire un peu d'effort pour te sentir bien sur le long terme. Il faut aussi parler de l'intensité. Un effort modéré à intense — où tu ressens un **battement** cardiaque accéléré mais où tu es encore capable de parler — est suffisant. Ne reste pas dans ta zone de confort, mais n'épuise pas ton corps non plus.

Et à mesure que tu te rapproches de l'intensité optimale, un concept important entre en jeu.

Pourquoi cette modération est-elle si importante ? Écoute, c'est parce qu'on parle d'hormèse. Dit simplement, un peu de stress est bon — comme une petite piqûre qui renforce le système immunitaire. Quand tu fais de l'exercice, ton corps subit un stress temporaire. Ce stress active des mécanismes protecteurs, dont certains qui favorisent la régulation de la dopamine. Si tu pousses trop, ça devient du stress destructeur. Mais juste un peu, et c'est une relance pour le système entier.

C'est comme avoir une relation amoureuse avec l'exercice. Abuser ? Risque de rupture. Pas assez d'effort ? Aucun renouement. Il faut trouver l'**équilibre** parfait où ton corps reçoit juste assez de stress pour qu'il devienne plus fort et que ton système dopaminergique soit au mieux de sa forme. Concrètement, cela signifie ne pas choisir l'entraînement le plus facile, mais aussi éviter l'excès qui pourrait abîmer plus qu'autre chose.

Et maintenant, comment intégrer tout cela dans ta **routine** quotidienne ? Parlons personnalisation et comment ajuster l'intensité et la durée pour toi.

Prescription d'Exercice Optimisée pour la Dopamine :

• Ligne directrice générale : 3 à 4 fois par semaine, réserve 30 à 45 minutes pour ton entraînement. Cela pourrait passer par du jogging léger, du spinning, ou une bonne session de HIIT.

• Intensité : Assure-toi d'atteindre un niveau modéré à intense. Tu devrais te sentir essoufflé, mais être encore capable de parler un peu pendant l'exercice.

• Variabilité : Chaque semaine, varie les types d'exercices. Marche rapide un jour, séance de renforcement musculaire le lendemain. Cela aide à maintenir une des réponses hormonales.

• Régulation : Écoute ton corps. Les jours où tu te sens épuisé, ajuste l'intensité à la baisse. Mieux vaut ajouter de la consistance sur le long terme que de brûler toutes tes réserves d'un coup.

En suivant ces principes, tu réalises un **entraînement** qui non seulement soutient un niveau optimal de dopamine mais t'aide aussi à garder une constance pour profiter pleinement de ces bénéfices... sans tomber dans le mauvais excès ou **abandonner**.

Intégrer le mouvement dans la vie quotidienne

Le lien entre **activité** physique et **dopamine**, ce n'est pas réservé aux athlètes ni aux heures passées à la salle de sport. Tu peux bouger plus, même sans faire du sport. Intégrer de petits mouvements dans ta journée, c'est comme saupoudrer une pincée de bonne humeur ici et là. Pas besoin de tout changer d'un coup, mais avec juste quelques ajustements, ton niveau de dopamine peut augmenter et rester stable tout au long de la journée.

Pour commencer, il y a plusieurs petites astuces pour bouger plus sans t'en rendre compte. Plutôt que de prendre l'ascenseur, prends les **escaliers**. En plus, ça te fait brûler quelques calories sans effort. Au bureau ? Essaie de te lever régulièrement. Même trois minutes pendant lesquelles tu t'étires ou fais quelques pas dans le couloir ont un impact énorme sur tes niveaux de dopamine. On parle d'une petite mission pour libérer un peu d'énergie, sans avoir besoin de tout lâcher pour aller courir un marathon.

Ensuite, si tu as un trajet quotidien en bus ou en métro, pourquoi ne pas descendre une station plus tôt ? Ou encore mieux, marche si c'est à distance raisonnable. Trop souvent, on choisit le confort, mais juste quelques minutes de **marche** supplémentaires chaque jour ont vraiment des bienfaits insoupçonnés. On appelle ça de la marche pour dopaminiser la routine, sans même devoir suer à grosses gouttes.

Maintenant que tu as tes astuces pour bouger un peu plus ici et là sans grands efforts, parlons des pauses de **mouvement**. Elles sont presque magiques. Toutes les 30 à 60 minutes, une coupure pour t'étirer, te secouer, ou simplement faire quelques tours de pièce fait beaucoup. Pourquoi ? Parce que ces petites pauses maintiennent en direct ces niveaux de dopamine, rendant l'esprit plus clair, en évitant les pics et baisses typiques de ce produit chimique hyper important. Un cerveau fonctionnant en prévention, c'est un cerveau en pleine forme ! Uniquement cinq minutes, sans te compliquer la vie, juste pour des étirements ou un petit exercice destiné à faire battre le cœur un peu plus fort.

Bien sûr, tu n'as pas besoin d'une cloche qui te rappelle sans cesse ces micro-pauses. Changer de position ou de contexte au bureau suffit parfois. Passe de la chaise à une marche, crée tes moments de micro-mouvements pour redonner un nouvel élan à ton cerveau.

Voici un petit outil hyper facile pour stimuler la dopamine. Ce n'est pas un objectif héroïque, juste un "plan de micro-mouvements dopamine" qui devient vraiment un modèle pour te faire sentir plus énergique. Trois étapes :

• **Matin** : Quand tu te prépares, essaie quelques squats, ou même une portion rapide de jambes dynamiques en te brossant les dents.

• **Journée** : Au travail, fais un mini-repos pour quelques pompes contre ton bureau ou des fonds au bord de ton canapé à la maison.

• **Soir** : Pendant que tu cuisines, profites-en pour alterner saute-mouton et squats pendant que l'eau bout dans la casserole.

Une fois que ces petits gestes seront intégrés dans ton quotidien, ils deviendront tout simplement une partie de toi. Progressivement, chaque morceau de **mouvement** additionnel soutient ces niveaux de dopamine, apportant une gestion du **stress** plus équilibrée.

Remettre ton corps doucement en marche tout au long de la journée n'est pas de la science-fiction ; c'est une attitude remplie de **bénéfices** motivants pour chaque aspect de ta vie quotidienne, préservant avec tout cela ta précieuse réserve de dopamine !

Exercice pratique : Créer un plan d'entraînement stimulant la dopamine

Avant de te lancer dans un programme d'**entraînement**, prends le temps d'évaluer ta forme physique actuelle et ce que tu aimes vraiment faire comme **exercice**. Soyons honnêtes, si l'activité ne te plaît pas un minimum, tu ne tiendras jamais le rythme. Il ne s'agit pas seulement de choisir des exercices, mais aussi de comprendre ton **corps** et tes préférences personnelles.

Pose-toi des questions simples. Te sens-tu à l'aise pour bouger pendant 30 minutes d'affilée ? Préfères-tu les activités cardio comme courir ou faire du vélo, ou aimes-tu plutôt soulever des poids ou faire du yoga ? Peut-être es-tu quelque part entre les deux ? Comprendre tout ça t'aidera à mettre en place un plan qui correspond non seulement à ton niveau d'**effort** actuel, mais qui te donnera aussi envie de continuer sur le long terme.

Une fois que tu as une idée claire de ton point de départ, l'étape suivante consiste à choisir une variété d'activités qui te plaisent et qui sont liées à tes propres **objectifs**. C'est essentiel pour éviter l'ennui, et crois-moi, l'ennui est l'ennemi numéro un quand il s'agit de maintenir une routine. Tu veux perdre du poids ? Inscris-toi à des cours de HIIT ou remets-toi au footing. Tu veux renforcer tes muscles ? Essaie la musculation avec des exercices de résistance. Tu cherches plus de flexibilité mentale et physique ? Le yoga et la méditation sont tes alliés.

Mélange tout ça à ta sauce. Par exemple, si tu aimes le plein air, intégrer des randonnées à ton programme peut t'apporter plus de plaisir, et l'effort physique nécessaire va contribuer à libérer cette fameuse **dopamine**. Chaque jour, une nouvelle aventure, une dose de bonheur !

Quand il s'agit de planifier tes séances, pense à les placer aux moments où ton corps est plus réceptif à l'effort. Le matin, quand tu es frais, ou en début de soirée après avoir secoué la journée, sont des moments privilégiés pour pousser ton cerveau à libérer un jet de dopamine. La séance n'a pas besoin d'être très longue, mais commence avec ce qui te semble raisonnable et ajoute du temps au fur et à mesure selon ton énergie.

Répartis un peu de tout dans la semaine. Combine des activités cardio pour faire grimper le rythme cardiaque avec quelques sessions de résistance. Inclus même des séances courtes, mais intenses. Et n'oublie pas d'ajouter un brin de nouveauté – tester ton équilibre sur une corde ou un parcours sportif pourrait ajouter un chouette défi à ton programme et donner à ton cerveau une bonne raison de relâcher plus de dopamine pour sa propre satisfaction.

Même lorsque tu es censé rester tranquille, ne te laisse pas piéger. C'est facile de se barricader dans le canapé sous prétexte de se détendre après une longue matinée enfermé devant l'écran. Au lieu de ça, enfile ton équipement de sport et intègre de petites pauses **mouvement** au cours de la journée : une marche dans le quartier, quelques étirements, un saut à la corde. Ces petites parenthèses contribuent plus que tu ne le penses à te maintenir dans un état dynamique.

Crucial pour savoir si tout ce fonctionnement produit des résultats ? Être attentif à ton **humeur**. Observe si tu te sens plus vif ou plus motivé après tes séances. Si ce n'est pas le cas, ce n'est pas grave. Il suffit parfois d'ajuster les choses. Ne cherche pas à tout chambouler dès le lendemain, mais commence par augmenter progressivement l'intensité ou explore d'autres activités qui pourraient mieux te convenir.

Ajuste ton plan avec douceur et patience pour découvrir ce qui stimule ta dopamine et ce qui n'y arrive pas. Peaufine les petits détails, surveille tes progrès et vois comment ton humeur évolue. Et n'oublie pas : il ne s'agit pas de surcharger ton emploi du temps d'exercices, mais de trouver ton équilibre personnel.

En conclusion

Ce chapitre a mis en lumière le rôle **fondamental** de l'activité physique dans la régulation de la **dopamine** et donc dans l'amélioration de ton bien-être général. On a examiné les divers aspects de l'**exercice** et comment tu pourrais l'intégrer à ton quotidien pour maintenir un bon équilibre **émotionnel** et te rendre plus **motivé**, avec des effets à la fois immédiats et durables.

Dans ce chapitre, tu as découvert que l'exercice stimule la libération de dopamine, te rendant plus heureux et équilibré. Tu as aussi compris l'importance de varier tes activités physiques pour profiter au maximum de la dopamine. Une routine d'exercice bien pensée peut influencer positivement ton **humeur** à court et à long terme. Tu as appris la durée et l'**intensité** idéales d'un entraînement pour favoriser un bon fonctionnement de la dopamine. Enfin, tu as reçu des astuces pour introduire plus de **mouvements** dans ton quotidien dès maintenant.

Chacune des idées traitées dans ce chapitre devrait t'encourager à incorporer plus d'activités physiques dans ta vie. Ton bien-être mental et physique est à portée de main grâce à quelques changements simples. Alors, pourquoi ne pas commencer dès aujourd'hui ? Allez, bouge pour un esprit plus serein !

Chapitre 8 : Sommeil et régulation de la dopamine

T'es-tu déjà demandé pourquoi une nuit de **sommeil** de mauvaise qualité t'irrite autant ? Ça peut changer une bonne journée et, étrangement, ces petits moments de repos guident bien plus de tes **actions** que tu ne pourrais l'imaginer. C'est ici que je me retrouve à t'en parler. Je ne prétends pas connaître toutes les réponses, mais je comprends la **frustration** d'essayer de comprendre ce qui se passe. Et voilà où on plonge dans ce sujet fascinant !

Dans ce chapitre, je veux qu'on explore ensemble ce lien intime entre ton sommeil et la **dopamine**. Crois-le ou non, la qualité de ton sommeil pourrait bien affecter comment tu te sens le lendemain. Quelques **habitudes** simples ? Rien de sorcier, mais je peux te dire que ça change tout !

Tu vas découvrir comment tes nuits influencent tes **journées** et comment de petits ajustements peuvent faire une grande différence. On va parler de la façon dont ton cerveau régule cette fameuse **hormone** du bien-être pendant que tu dors. Et surtout, on va voir comment tu peux utiliser cette connaissance pour améliorer ta vie quotidienne.

Alors, prêt à plonger dans le monde fascinant du sommeil et de la **dopamine** ? C'est parti !

Le Lien Entre le Sommeil et la Dopamine

Tu pourrais penser que ton **sommeil** et ta **dopamine** vivent leur vie séparément. Mais non, ils sont en fait intimement liés. Figure-toi que tes cycles de sommeil jouent un rôle essentiel dans la production de dopamine ainsi que dans la sensibilité de tes récepteurs. Cet équilibre, bien que fragile, est crucial pour ton bien-être général.

D'abord, observe comment ton **cerveau** fonctionne pendant le sommeil. Durant les premières phases, appelées NREM (Non-Rapid Eye Movement), ton corps se détend, et ta dopamine commence à circuler de façon plus équilibrée. En gros, ton cerveau consolide ce sur quoi tu as passé ta journée à pianoter sur ton portable, mais il permet aussi à ces récepteurs de se reposer, de reprendre des forces comme un athlète qui se ressource avant une course. À chaque cycle de sommeil—ça veut dire chaque 1h30 ou 2 heures—ton activité de dopamine est modulée. Pendant les cycles REM (Rapid Eye Movement), c'est différent, ton cerveau devient hyperactif, presque en état d'éveil, ce qui active plus intensément la production de dopamine. C'est comme si ton cerveau récupérait les pièces d'un puzzle émotionnel que tu as laissé en plan avant de t'endormir et les mettait en ordre.

Maintenant, pourquoi c'est important ? Quand tu prives ton corps de sommeil, ou quand tes cycles de sommeil sont constamment perturbés, tout part en vrille. Ce n'est pas juste que tu te sentes groggy le matin, non. Ton système de dopamine en prend un coup. La **production** est déréglée, un vrai bazar. Les récepteurs ? Ils deviennent fatigués, presque résistants à la dopamine—comme un employé surmené qui frôle le burn-out. Donc, même quand il y a déjà de la dopamine, les neurones ne sont pas si réceptifs, tu piges ?

Ça, ça te fait mal. Ta capacité à traiter les **récompenses** devient bancale, comme lorsque tu reçois des notifications après une nuit blanche. Les trucs qui t'enthousiasmaient la veille, bah... tu t'en fiches peut-être un peu plus le lendemain. T'as envie de croquer dans cette gourmandise tant attendue ? Pas trop finalement. La véritable cause se cache dans ton manque de sommeil qui bouleverse les signaux de la dopamine.

Alors, c'est là qu'entre en jeu ce que j'appelle le « Tableau d'Harmonie Sommeil-Dopamine. »

Imagine :

• Phase NREM (1-2) : Ton corps se relaxe. Conséquences : stabilisation de la dopamine, récepteurs en pause.

• Phase NREM (3-4) : Le plus profond de ton sommeil. Conséquences : consolidation mentale, régénération du système de récompense.

• Phase REM : Ton cerveau fait la fête... euh, s'active fortement. Résultat ? Poussée de dopamine.

Chacun de ces **cycles** coordonne son harmonie. Si tu déséquilibres ça, d'une manière ou d'une autre, c'est comme monter une chute seul, à la fin tu prends l'eau. Trop peu ou trop perturbé, et tu fous en l'air l'entièreté du système. Trop profond dans l'un ou l'autre et les autres aspects manquent à l'appel, pareillement, ton **engagement** à cette échelle réduite de ta joie.

En bref, recevoir une récompense, ressentir du **plaisir**... toute ta journée va graviter autour de ces substances et leur contrôle par ton sommeil. Sois cool avec ton lit, et ta dopamine te le rendra au centuple.

Rythmes circadiens et production de dopamine

Tu sais, ton corps possède une sorte d'**horloge** interne. C'est ce qu'on appelle ton rythme circadien. Il régule pas mal de choses : l'heure à laquelle tu te réveilles naturellement, quand ton estomac crie famine, mais aussi, et c'est moins connu, la production de dopamine. Ouais, cette fameuse hormone du **bonheur** et de la motivation.

Cette horloge interne ne fait pas que te dire quand bailler ou enfin éteindre Netflix. Elle envoie aussi des signaux pour décider de la quantité de dopamine à libérer à différents moments de la journée. Tout ça pour maintenir un certain équilibre.

Le matin, quand ton corps capte les premières lueurs du jour, il booste la libération de dopamine. C'est comme un coup de pouce naturel pour te tirer du lit et affronter la journée. En fin de journée, c'est l'inverse. La production diminue pour te préparer mentalement à ralentir et, finalement, t'endormir. Ces fluctuations naturelles de la dopamine sont cruciales pour ta stabilité et ta bonne **humeur**.

Imagine si ce rythme est perturbé. T'as sûrement déjà ressenti cette grosse fatigue après une nuit blanche ou un **décalage** horaire. Ça dérègle ton rythme circadien et, du coup, ta production normale de dopamine. Ton humeur part en vrille. Tu passes du grognon au rieur, et tout devient plus pénible que d'habitude. Cette libération désordonnée de dopamine crée ce qu'on appelle la réactivité émotionnelle. Trop ou pas assez de dopamine peut vraiment chambouler ton humeur. Là, la stabilité devient un concept flou... et ça devient galère de rester zen.

Tu te demandes peut-être comment arranger tout ça, pour que ton rythme circadien et ta dopamine bossent ensemble. C'est là que je te propose un "Programme de Dopamine Aligné sur le Rythme Circadien". L'idée, c'est de revoir ta routine quotidienne pour qu'elle soutienne ta production de dopamine, au lieu de la saboter. Le truc vraiment essentiel, c'est de réguler ton cycle de **sommeil**. Essaie de te coucher et de te lever à la même heure tous les jours, même le week-end. La constance, c'est la clé.

Une autre super astuce : expose-toi à la **lumière** naturelle dès ton réveil. Une petite balade de 10 minutes le matin peut tout changer. Ça renforce la montée de dopamine matinale. Autre point crucial : limite les écrans le soir. Ils perturbent la baisse de dopamine qui doit se faire en douceur pour t'aider à t'endormir.

Si tu arrives à bien caler ton quotidien sur ton rythme naturel, ton équilibre de dopamine suivra. Et là, tu vas sentir la différence... Une humeur plus stable, un coup de boost de **motivation** quand il faut, et surtout un meilleur sommeil pour tout remettre d'aplomb. Mais attention, ce n'est pas une solution miracle, juste une routine mieux adaptée à ton horloge interne.

Hygiène du sommeil pour un équilibre optimal de la dopamine

À quoi bon chercher à équilibrer tes niveaux de **dopamine** si tu commences avec des nuits chaotiques ? Eh oui, c'est pendant ton sommeil que ces précieux neurotransmetteurs font leur meilleure "réinitialisation". Sans un sommeil solide, c'est un peu comme essayer de remplir un seau percé. Les stratégies que je vais partager ne sont peut-être pas sorcières, mais elles peuvent révolutionner ta façon de **dormir**, et donc ton équilibre de dopamine.

Commençons par l'idée simple de routines nocturnes. Tu veux que ton cerveau sache quand il est temps de ralentir et de préparer le terrain pour la nuit. Un des moyens les plus puissants d'y parvenir est de créer une routine régulière avant le coucher. Éteindre les **écrans** une heure avant le dodo, c'est déjà un bon début. C'est fou ce que la lumière bleue de ton téléphone ou de la télé peut faire : elle envoie un signal à ton cerveau qu'il fait "jour", bloquant la production de mélatonine, cette hormone du sommeil. Donc, plus tu traînes sur ton écran, moins tu dors bien, et ça, ça perturbe ensuite la régulation de ta dopamine.

Concernant l'éclairage de ta **chambre**, ça mérite aussi d'être repensé. Je te jure, passer d'un éclairage fort à une lumière douce aidant ton corps à comprendre qu'il est temps de se calmer peut faire une sacrée différence. Essaie aussi de baisser la température de la pièce : quand la pièce est trop chaude, ton corps peine à atteindre cet état de refroidissement nécessaire à entrer en phase de sommeil. Le secret ? Bye-bye la lambination sur les réseaux sociaux et bonjour une ambiance calmante et propice à une bonne nuit.

Alors, qu'est-ce que tu pourrais faire d'autre pour aider la dopamine à bien se réguler la nuit ? Parlons un peu de la mise en pratique.

Construire ta nouvelle routine de sommeil, c'est un peu comme planter les bases d'un quotidien équilibré. Ton **lit** n'est pas juste un meuble ; c'est le point de départ de ta régénération. Il faut que ton lit soit frais et tes draps confortables. Pense aussi à instaurer un "rituel du coucher ami de la dopamine". Ça veut dire prendre une tisane apaisante, lire un bouquin inspirant mais pas trop intense – tu ne veux pas d'un thriller –, et écouter un brin de musique relaxante (clin d'œil pour toi : ton album préféré du moment). Mets l'accent sur des pratiques qui te feront te détendre. Ça pourrait aussi inclure de courts exercices de **respiration** pour calmer ton esprit... ou carrément journaliser quelques pensées avant de partir au pays des rêves.

Le but, c'est de guider ton corps pour qu'il glisse tout en douceur mais avec régularité vers un état de tranquillité pure. En favorisant cette atmosphère, tu ne fais pas qu'aider au sommeil, tu boostes aussi une régulation optimale de la dopamine. Avec ces gestes simples du soir, ton cerveau finit par fonctionner comme une machine bien huilée – les longues nuits paisibles conduisant à des **réveils** frais comme la rosée, prêt à faire le show !

Pour finir, tu as besoin d'une grosse dose de **patience**. Modifier tes habitudes ne se fait pas du jour au lendemain ! Mais franchement, chaque petit effort compte. Ton "rituel du coucher ami de la dopamine" peut te sembler long à instaurer, mais crois-moi, ça vaut le coup. Avec le temps, les résultats flasheront fort dans ton quotidien. Tu verras que tes journées seront plus harmonieuses, plus positives grâce à une dopamine bien équilibrée. Le repos, le vrai, c'est ce qu'il te faut pour commencer cette transformation.

Allez, un peu d'**engagement** pour ces rituels, et ton équilibre est assuré. Là, tu peux être confiant que cette hygiène du sommeil te mènera vers une inspiration durable et un bien-être profond !

La sieste et ses effets sur les niveaux de dopamine

T'as sûrement entendu dire que la **sieste** peut faire des miracles quand t'es crevé. Mais tu t'es déjà demandé ce que ça fait vraiment en termes de **dopamine** ? Parce que le but, c'est pas juste de pioncer et de se réveiller encore plus naze. En fait, une petite sieste bien dosée peut clairement t'aider à remettre les pendules à l'heure au niveau de ta dopamine. Mais gaffe, y a toujours un revers à la médaille. Trop dormir, aussi bête que ça puisse paraître, peut parfois foutre le bordel dans tes niveaux au lieu de les réguler. Par contre, une courte sieste permet de faire une petite remise à zéro, surtout si t'as pas fait ta nuit complète. Mal calibrée, la sieste peut déséquilibrer ce que tu voulais justement rééquilibrer.

Quand c'est trop long, tu rentres dans cette phase de **sommeil** lent et profond... et résultat, tu te réveilles vaseux, paumé, et souvent avec un pic de fatigue post-levée. Et là, bonjour les dégâts sur la dopamine... contrairement à une petite sieste de moins de 30 minutes qui te file juste ce qu'il faut pour être plus éveillé. Bref, si tu maîtrises pas la durée de ta sieste, ça peut empirer ton cas au lieu de l'améliorer.

Parlons maintenant du **timing** idéal. Parce que pour la sieste, c'est pas qu'une question de quantité mais aussi de moment. Y a des siestes stratégiques qui existent. Elles boostent à fond tes capacités cognitives tout en remontant ton **humeur** - quand elles sont bien calées dans ton planning. Tu veux connaître la meilleure fenêtre pour ta petite sieste ? C'est entre 13h et 15h. Pas de surprise, juste après le repas du midi, quand tu sens naturellement ce petit coup de barre. Si tu cases ta sieste par là sans dépasser ces 30 minutes, jackpot : tu recharges ton cerveau le temps d'une pause café.

Autre truc important, fais gaffe au timing en fin d'aprem. Une sieste tardive, ça peut te soulager sur le moment, mais ça risque de niquer ton sommeil de la nuit d'après. Résultat : sur le long terme, niveau dopamine, t'es plus perdant que gagnant.

Mais comment tirer le max de cette petite pause ? Avec un **Protocole de Sieste Stratégique**, pardi ! Okay, ça vaut peut-être le coup d'essayer. D'abord, repère le moment où la fatigue et la baisse de concentration pointent leur nez. Souvent après ton déj - ton corps te le fait savoir. Là, fais tes calculs : fixe-toi une fenêtre d'environ 20 à 30 minutes. Mets un réveil, détends-toi loin de tout ce qui pourrait te distraire, et hop - plonge dans ce mini-sommeil sans trop t'enfoncer. Parce que le but, c'est de te sentir reposé sans entrer dans ce cycle de sommeil profond.

La clé de ce protocole ? Ne jamais dépasser les 30 minutes avec si possible, une petite prépa au calme pour trouver ton confort. Pas de chichis ; ton pieu, un canap', peu importe - tant que tu respectes ces règles et que tu te réveilles en douceur avant la fin du temps imparti.

Carré comme approche ? Ouais, mais tout est calculé pour que tu profites de cette petite bouffée de dopamine sans rien bousiller par la suite, accumulant tout au long de ta journée ce regain de **bien-**

être et de bonne humeur. C'est peut-être une méthode un peu stricte, mais franchement, t'y gagneras... littéralement.

Exercice pratique : Développer une routine optimisant le sommeil

Commence par **évaluer** tes habitudes de sommeil actuelles. T'as sûrement déjà un rythme en place – bon ou mauvais – et c'est toujours bien de savoir où tu puises tes forces et où ça coince un peu. Pose-toi quelques questions : tu dors à des heures fixes ou c'est plutôt freestyle chaque soir ? Combien d'heures tu **dors** par nuit, et en te levant, t'as l'impression d'être rechargé ou pas du tout ? Fais le point sans filtre sur tes habitudes actuelles. Ça te permettra de mieux cibler ce qui te freine et ce sur quoi tu peux bosser pour améliorer tout ça.

Une fois que t'as noté tes forces et faiblesses, passe à la mise en place d'un horaire cohérent et constant. Ton corps a un calendrier interne – ton fameux **rythme** circadien. En l'encourageant, ton sommeil ne sera que meilleur. Essaie de te coucher et de te lever à des heures fixes, même le week-end. On sous-estime souvent l'importance d'une régularité, mais crois-moi, ça vaut le coup de créer une routine que ton corps pourra suivre quotidiennement. C'est comme si tu lui donnais un fil rouge, et ton esprit pourra se régler naturellement.

Ensuite, concocte-toi une petite **routine** calme avant de te glisser sous les draps. Ce rituel quotidien signalera à ton organisme qu'il est temps de baisser les lumières et que la dopamine peut doucement se calmer, histoire que tu passes en mode nuit. Un bain chaud, une lecture tranquille, quelques exercices de respiration ou des étirements doux sont de bonnes options. Sympa, non ? Chacun sa tambouille ici, mais l'idée c'est de trouver quelque chose qui diminue graduellement ton énergie et te déconnecte des écrans et autres stimulations.

Pour optimiser ton sommeil, pense aussi à ton **environnement**. Franchement, une chambre en bazar, c'est contre-productif ! Cherche surtout l'obscurité, le calme, et une température fraîche mais pas glaciale. Ton lit doit t'inviter à plonger dans ce petit nuage douillet avec joie. Moins d'écrans aussi, parce que la lumière bleue, elle guette pour saboter ton sommeil... Et n'oublie pas : un bon matos égale un bon sommeil – matelas confortable, oreiller adapté, et des draps dans lesquels t'aimes bien te faufiler.

Enfin, réfléchis à comment gérer la **lumière** pour aider ton corps à produire cette charmante hormone qu'est la mélatonine. Évite les écrans de téléphone et d'ordinateur avant de te coucher, ils font de l'ombre à ton sommeil avec leurs tons bleutés. Profite de la lumière naturelle autant que possible dans la journée, ça t'aidera à mieux dormir le soir. Et au coucher, coupe toutes les sources de lumière vive.

Hop, t'es paré ! Facile, non ? Maintenant, **observe** comment tu dors. Tu notes des changements dans ta façon d'attaquer ta journée en plein mercredi après-midi ? Regarde si ta régulation de dopamine s'améliore avec le temps. Garde un petit carnet de sommeil ou même juste une note dans ton téléphone. Surveille comment tes **sensations** évoluent au fil du temps et ajuste ta routine en fonction. Bonne nuit et beaux rêves !

En conclusion

Ce chapitre t'a montré à quel point ton **sommeil** est essentiel pour maintenir un équilibre sain de **dopamine** dans ton corps et ton esprit. La **qualité** de ton sommeil influence la manière dont tu perçois et réagis au monde qui t'entoure. Il est donc crucial de comprendre et d'appliquer les principes évoqués ici pour mieux réguler ta dopamine et par conséquent améliorer ton **humeur** et ton bien-être au quotidien.

Dans ce chapitre, tu as découvert l'importance des **cycles** de sommeil sur la production de dopamine, les risques associés au manque de sommeil sur la fonction dopaminergique, et comment ton horloge interne influence la libération de dopamine. Tu as aussi appris des pratiques de sommeil que tu peux adopter pour favoriser un équilibre dopamine-sommeil, ainsi que les avantages et inconvénients des siestes sur les niveaux de dopamine.

En résumé, appliquer les conseils de cette lecture pourrait bien transformer non seulement la **qualité** de ton sommeil, mais aussi la façon dont tu te sens chaque jour. Penser à soigner ton sommeil, c'est penser à prendre soin de ton **humeur** et de ton **énergie** pour affronter tes journées. Alors, n'hésite pas à mettre en pratique ces astuces pour optimiser ton sommeil et booster ta dopamine !

Chapitre 9 : Stratégies d'autorégulation

Pourquoi est-ce qu'on se laisse facilement **emporter** ? Je me suis souvent posé cette question en cherchant à comprendre ce qui nous pousse à agir sans réfléchir. Toi aussi, tu t'es probablement déjà retrouvé dans cette situation où tu t'es demandé pourquoi il est si **difficile** de contrôler certaines envies. Bref, dans ce chapitre, je vais te montrer comment reprendre les **rênes** de ta vie.

Tant sur le plan **physique** que **mental**, on va découvrir ensemble des techniques simples pour gérer tes pulsions et te sentir davantage en **maîtrise** de toi-même. Même si parfois ces stratégies peuvent sembler abstraites, je peux t'assurer qu'elles s'intégreront facilement à ton quotidien. En d'autres termes, ce que tu es sur le point de lire n'est pas qu'une simple théorie. C'est un véritable plan pour te **transformer**, pour que tu te sentes plus aligné avec tes **actions**.

Allez, viens avec moi dans cette aventure de découverte de soi. Tu vas voir, ça va être passionnant !

Limites physiques pour le contrôle de la dopamine

Tu as déjà remarqué à quel point il est **difficile** de te concentrer quand ton téléphone vibre toutes les cinq minutes ? Ou quand tu es entouré de distractions ? C'est précisément dans ces moments-là que les limites physiques peuvent vraiment t'aider. On parle ici de certaines astuces que tu peux mettre en place pour réduire les stimulations qui déclenchent la **dopamine**. En gros, c'est une sorte de barrière qui t'évitera de crouler sous l'envie irrésistible de checker ce qui génère des pics de dopamine.

Tu sais, la dopamine fonctionne un peu comme cette carotte qu'on agite devant un âne – jamais très loin mais difficile à atteindre. Créer des barrières physiques, c'est comme éloigner la carotte, te permettant de reprendre un certain **contrôle**. Par exemple, en plaçant ton téléphone dans une autre pièce quand tu veux te concentrer, tu ajoutes une étape, un obstacle. Tu deviens plus conscient de tes actions, et comme c'est toi qui as mis la barrière, tu te sentiras plus maître de tes décisions. Moins de tentations = moins de dopamine distribuée, ça fait du bien, non ?

Mais bon, il ne suffit pas de cacher ton smartphone ou d'éteindre la télé. Donner une vraie cohérence à ton **espace** peut vraiment jouer en ta faveur pour ce qui est de gérer la dopamine.

Parlons de comment ton **environnement** immédiat peut soutenir une meilleure régulation. L'agencement et l'organisation de chez toi ou de ton espace de travail peuvent aider à réguler cette montée incessante de dopamine. Quand ton environnement est réfléchi et pensé pour te rendre la vie plus simple, les décisions de rester concentré deviennent moins une contrainte. Bref, moins de périphériques et gadgets visibles ou, encore mieux, une disposition qui te dirige automatiquement loin des distractions.

Imaginons ensemble ton bureau. Si tu places ta tablette hors de vue, tu seras moins tenté de glisser vers Reddit (ou Insta... ou autre). En parcourant cette pièce, ces objets en dehors de ta portée visuelle sont beaucoup moins influents sur ta dopamine. En fait, c'est un peu comme guider ton esprit vers plus de calme. Tu te sens plus en **contrôle**, optimisant ainsi tes lieux pour te tenir éloigné des boosters de plaisir immédiat. On s'égare moins là !

Ensuite, il y a la fameuse "Organisation de l'Espace Conscient de la Dopamine". Hum, un terme un peu bizarre ? Non... c'est simple. Que tu aies une petite chambre ou un vaste appartement, tu peux toujours aménager ton environnement vers un mode plus "focus". Les zones claires et rangées amènent plus de simplicité d'esprit. Retire au maximum les symboles liés aux distractions intenses ou les visuels perturbateurs. En gros, vire ou éloigne les **triggers** !

Visualise chaque recoin et lie leur raison d'être à un but bien précis. Peut-être que là, dans ce coin mal défini, tu pourrais avoir un porte-revues au lieu d'une accumulation d'objets qui crient à ta poly-attention. Classe chaque chose comme pratique ou esthétique et recrée un lieu calme où l'unique vedette sera la lumière indirecte qui maintiendra ton humeur posée.

Donc, ces barrières physiques aident non seulement à différer la recherche de dopamine, mais elles te rappellent aussi que chaque choix peut influencer ta **résistance**. Dans ces espaces organisés, tu seras plus prêt à affronter les montées et les inévitables descentes produites par tout cet univers moderne qui tournoie autour de la dopamine.

Stratégies de régulation basées sur le temps

Quand tu parles de bien gérer ton temps, il ne s'agit pas seulement de **productivité**—c'est surtout savoir comment équilibrer les activités de ta journée pour éviter les pics ou les chutes brusques de dopamine. En fait, cette hormone qu'on mentionne si souvent, c'est bien plus qu'un simple coup de pouce fugitif. Si tu la gères bien, elle peut véritablement changer ta manière de ressentir ton quotidien. Mais si tu la laisses tomber seulement dans la case "récompense rapide", elle peut, au contraire, épuiser toute l'énergie que tu pourrais avoir à long terme. Alors, comment trouver cet équilibre ?

Une méthode hyper utile, c'est d'**équilibrer** les activités dans ta journée, pour qu'elles stimulent naturellement ta dopamine. Alterne entre des moments où tu travailles de manière intensive et des moments plus calmes, où tu te consacres à des tâches immersives et où tu décompresses un peu. Par exemple, si tu t'immerges dans une activité qui te défoule mentalement, prévois ensuite une pause où tu souffles un coup, avant de remettre la gomme. L'idée est de ne pas faire exploser ta dopamine non-stop, mais de maintenir cette **stimulation** stable toute la journée. Quand tu y penses bien, c'est un peu comme si tu jonglais entre des phases hautes et basses, sans jamais te retrouver explosé. Ça paraît simple à première vue—alterner entre boulot et détente—mais là réside une complexité qu'il ne faut surtout pas négliger. La constance est clé : travaille intensément pendant un temps limité puis active un autre type de neurones avec une phase plus récréative. D'ailleurs, ça aide pour la rétention !

Après cette habitude d'équilibrer tes activités, une autre technique, c'est ce qu'on appelle le « **jeûne** de dopamine ». Ouais, « jeûne », comme dans ne rien manger pendant un certain temps. C'est un peu une idée minimaliste de la dopamine. L'objectif est de réussir à, volontairement, baisser ta stimulation de dopamine pendant une période pour que tes récepteurs prennent un peu de répit. En gros, à force d'être super stimulé par ton tel, tes jeux vidéo, les réseaux sociaux, le fast-food coma total, tout ça, ton cerveau va commencer à en vouloir encore plus pour arriver au même niveau de satisfaction. Tu vois le terrain glissant ? Un jeûne implicite de dopamine pourrait te donner ce petit "reset" dont ton système a besoin. Laisse ton cerveau se réadapter pendant un laps de temps. Ça peut être une journée sans technologie = des plaisirs moins saturés en dopamine comme une balade tranquille ou du dessin sur papier.

Et il y a un truc qu'on appelle « Time-Boxing de la Dopamine ». C'est simple, l'idée est de **structurer** ta journée en fonction du temps que tu attribues à chaque tâche en anticipant les pics de dopamine au bon moment. Tu bloques du temps pour les trucs qui t'apportent rapidement de la dopamine comme les réseaux sociaux ou les sucreries, genre 30 minutes max, et après tu prévois des créneaux fixes pour des tâches moins stimulantes mais souvent liées à l'**accomplissement**, comme la lecture, l'écriture, la marche, tout ça. Cette méthode t'aidera à avoir la dopamine contrôlée, compartimentée, et au profit du bon équilibre, c'est bien pensé.

Et, graduellement, tu alignes tout ça de manière adaptée à ta tolérance – point banal mais souvent ignoré. Une gestion fine de ces "paquets de temps" te permet d'éviter les erreurs habituelles de la **procrastination** pour tout concentrer sur ce qui te fait du bien, à court terme comme à long terme. Gérer cette gestion dynamique du time-boxing affinera tes sensations et tu sentiras progressivement ce petit carré de **zénitude** se développer naturellement. Fin.

Approches catégorielles de la gestion de la dopamine

Tu sais, l'idée de **classer** tes activités selon leur impact sur ta dopamine peut vraiment t'être bénéfique. On court souvent après les excitations, sautant d'une stimulation à l'autre sans vraiment comprendre pourquoi ça nous plaît ou pourquoi on tombe dans les mêmes pièges. Mais une fois que tu commences à **catégoriser** ce que tu fais par rapport à la production de dopamine, tout devient plus clair.

Imagine un spectre, un peu comme un feu tricolore : tu as des activités qui font **exploser** ta dopamine, comme scroller sur les réseaux sociaux ou manger une sucrerie ; celles qui sont moyennement excitantes, comme bosser sur un projet stimulant ; et celles qui en produisent peu, comme méditer ou simplement bouquiner tranquillement.

En comprenant cette échelle, tu arrives à saisir pourquoi certaines activités sont addictives et d'autres négligées malgré leur valeur à long terme. Mais le vrai pouvoir, c'est quand tu décides d'ajuster tes activités quotidiennes pour ne pas surcharger ton cerveau avec des pics constants de dopamine. Ça t'aide à éviter les coups de barre et à maintenir un niveau d'énergie et de **motivation** plus stable. Par exemple, au lieu d'enchaîner des séries addictives toute la soirée après une journée bien remplie, tu peux choisir de te détendre doucement avec un bouquin ou un peu de sport léger, histoire de laisser redescendre les niveaux.

On peut aller encore plus loin en créant ce qu'on appelle des "**budgets** de dopamine" pour différents aspects de ta vie. C'est super utile dans notre monde hyper-connecté où les distractions sont omniprésentes. Ce budget, c'est un peu comme planifier tes investissements, mais là, tu gères ton capital dopamine. Chaque activité a sa place, et tu évites les excès qui te laissent épuisé ou te font procrastiner sur l'essentiel.

Par exemple, tu pourrais allouer une petite part de ce budget aux loisirs numériques, en étant conscient que tu consommes une ressource précieuse. Et surtout, tu en gardes pour des activités **énergisantes** sur le long terme, comme profiter des bienfaits du sport, des bonnes conversations, ou des sessions de création perso. C'est dingue de voir comment parfois tu penses te reposer devant un écran, alors qu'en fait tu grilles ton capital motivation pour les choses qui comptent vraiment.

Passons à quelque chose de concret : un véritable "Système de Catégorisation de la Dopamine" pour **classer** et gérer tout ça. Ce système pourrait ressembler à une petite liste mentale ou écrite où tu mets dans une colonne ce qui booste énormément ta dopamine à court terme, comme Instagram ou manger du chocolat (oui, c'est délicieux, mais faut trancher). Dans une autre, les trucs qui demandent plus d'efforts mais t'apportent une récompense plus équilibrée, comme une balade dans la nature ou un projet créatif. Enfin, tu réserves une place spéciale pour les activités souvent sous-estimées mais fondamentalement enrichissantes comme pratiquer la gratitude, la méditation, ou simplement ne rien faire pour toi.

Un tel système te permet de ne pas te laisser happer par les distractions et les comportements automatiques. Tu sais ce que chaque activité t'apporte en termes de niveau de dopamine identifiable—tu l'as rangé au bon endroit, et chaque fois que tu les pratiques, tu es conscient des effets potentiels. C'est presque comme un GPS mental pour tes choix quotidiens, sauf que celui-là te guide loin des pics de dopamine suivis de crashs pour te garder en **équilibre**.

Alors, avec un peu de discipline (et un peu de fun aussi, c'est la vie !) tu peux arriver à ajuster ton échelle pour garder le **contrôle**.

Mettre en œuvre l'autorégulation dans la vie quotidienne

Tu commences par te demander... Pourquoi as-tu cette manie de toujours chercher du **plaisir** instantané avec les réseaux sociaux, les sucreries, ou d'autres distractions faciles ? C'est en fait tout simple : ton cerveau adore la **dopamine**. Ce petit coup de pouce chimique qui génère du bien-être et de la motivation... Mais qui, si non maîtrisé, joue parfois en ta défaveur.

Pour commencer à reprendre le **contrôle**, il faut déjà prendre conscience de ces comportements. La première étape, c'est d'identifier les moments où tu te surprends à chercher cette petite dose de récompense rapide. Pas évident, hein ? Eh bien, voilà une méthode simple : observe tes **habitudes** pendant quelques jours, regarde ces moments où tu ressens le besoin compulsif de regarder ton téléphone ou de prendre un snack. C'est comme si tu mettais un miroir devant tes habitudes... C'est pas toujours confortable, mais juste être conscient change tout. Tu vas apprendre à voir ces "moments dopamine" venir, un peu comme deviner la pluie en sentant l'air qui change.

Une fois que t'es bien familiarisé avec ton propre "radar dopamine," comment rester en équilibre ? Parce qu'il ne s'agit pas seulement de détecter - c'est de trouver un certain rythme pour éviter de basculer dans les excès. C'est ici que les indices personnalisés entrent en jeu. Imagine mettre des petits **rappels** autour de toi qui te font penser aux choix que tu veux faire. Ça peut être aussi simple que mettre un Post-it près de ta télé : "Es-tu vraiment sûr que tu veux passer deux heures à regarder cette série ?" Ou si tu sais que l'heure où tu commences à te sentir distrait arrive autour de 15 h, peut-être régler une petite alarme discrète qui te chuchote à l'oreille : "Fais une pause équilibrée." Avec le temps, ces petits rappels t'aident à réorienter tes décisions, à rester maître de ce petit "dopamine demon."

Mais comment t'assurer que ces nouvelles **techniques** marchent et continuent à t'aider ? Une technique d'auto-évaluation, là, ça te sauverait bien la mise. Faut rien de super compliqué, hein. Simplement, prends un moment à la fin de ta semaine ou de ta journée même... fais un petit point. Demande-toi, as-tu senti que tu étais maître de tes choix ? Quels sont les moments où t'as lâché prise ? Note ce qui a bien marché et les fois où tu t'es laissé aller. De cette façon, tu ajusteras petit à petit ta manière de gérer tout ça, sans te sentir étouffé par une sur-analyse. Bref, juste installe un petit check-up mental pour garder le cap.

C'est un **processus** où, comme pour toute autre compétence, plus tu pratiques, plus ça devient naturel. Alors, munis-toi de ces outils et transforme de petits gestes en grandes **habitudes** équilibrantes. À la fin, t'auras ce confortable sentiment que tu contrôles peut-être pour la première fois ce fameux désir constant de dopamine... et crois-moi, c'est super gratifiant.

Exercice Pratique : Élaborer Ton Plan d'Autorégulation

Bon... On va commencer par le plus simple. La première chose à faire, c'est d'**identifier** tes déclencheurs de dopamine personnels. Ceux qui te rendent accro, qui te poussent à chercher ce petit shoot de plaisir immédiat. On parle ici de toutes ces situations à haut risque où, presque instinctivement, tu te laisses emporter. Ce script interne, par exemple, qui te pousse à vérifier ton téléphone toutes les deux minutes, juste pour voir si t'as reçu une nouvelle notif. Ou peut-être cette envie de te plonger dans les réseaux sociaux à chaque fois que tu t'ennuies. Le tout, c'est vraiment de **reconnaître** ce qui te fait plonger. Le voir, c'est déjà une victoire. Ça pourrait être n'importe quoi : sortir acheter un paquet de clopes juste parce qu'il y a un truc stressant dans ta journée, ou encore binge-watcher tes séries préférées juste pour ne pas penser.

Après, une fois que t'as mis le doigt sur ces déclencheurs, faut, genre, préparer ton Plan B. Là, réfléchis un peu : au lieu de te laisser happer par des activités ultra-dopaminergiques, fais une liste d'alternatives qui auront moins cette force d'attraction. Comme quoi ? Ça pourrait être une petite balade dehors, passer un coup de fil à un pote (vraiment lui parler, sans passer par les messages !), ou te plonger dans un bon bouquin, tu sais, celui qui traîne encore sur ta table de chevet. L'idée, c'est d'avoir quelque chose sous la main qui te permette de faire un choix **conscient**, au lieu de céder automatiquement à ce qui te maintient accro à ce flux draineur de dopamine.

Ensuite, très important... Vient le moment où tu dois établir des limites claires. Trop difficile de résister parfois ? C'est vrai. Mais prendre la décision irrévocable de limiter l'usage de cette technologie-là ou cette substance-là, c'est clé. Vraiment, tu te mets en position de force quand tu fixes des règles et que tu t'y tiens — pas question de négocier avec les tentations. Soyons honnêtes : c'est pas toujours marrant, mais t'en as particulièrement besoin. Que ce soit ne pas checker ton portable au réveil, ou ne pas laisser ton cerveau se noyer dans un scrolling incessant, ça se décide.

Y'a aussi la partie plus pratique maintenant : tu coordonnes tout ça avec un **emploi du temps** quotidien. On dit souvent que l'équilibre est la clef — ici, c'est littéralement ça. Remplir ta journée des tâches nécessaires, qu'elles soient super motivantes ou pas, tout en trouvant le moyen de ne pas saturer ton cerveau. Mais... assure-toi de mélanger les moments qui maintiennent ta dopamine dans un niveau gérable, genre tes trucs à stimuli faibles.

Peu d'auteurs en littérature d'autorégulation parlent d'événements totalement dans ton contrôle. Tu devrais systématiquement suivre un système pour **traquer** et **récompenser** tes petits succès, même s'ils semblent mineurs. On sait tous que le succès s'accumule petit à petit — chaque petit pas est gagnant, et une mini-célébration y contribue.

Pour finir, on n'oublie pas les pièges. Parce que bon, c'est inévitable, ce n'est pas tout rose. Il y aura des moments où ton self-control te filera entre les doigts. Ponctuellement, tu te retrouveras face à des défis — sois indulgent et reprends-toi sans culpabiliser. L'important, c'est de tirer des leçons de ces expériences pour **renforcer** ton plan d'action. Vois ça comme un entraînement pour stabiliser tes émotions et affiner ta stratégie. Avec le temps, tu deviendras un pro de l'**autorégulation**, capable de naviguer sereinement dans ce monde hyper-stimulant.

En conclusion

Ce chapitre t'a permis de découvrir des **stratégies** précieuses pour réguler efficacement ta dopamine au quotidien. Par des solutions pratiques, tu as vu comment créer un **environnement** qui favorise le bien-être tout en équilibrant tes niveaux de dopamine. Appliquer les techniques proposées peut vraiment t'aider à faire des choix plus sains et conscients.

Dans ce chapitre, tu as découvert :

• L'importance de créer des barrières physiques pour gérer les stimuli dopaminergiques.

• Comment t'appuyer sur la conception de ton espace pour mieux réguler ta dopamine.

• Une méthode dite "Organisation Spatiale Dopamine-Consciente" pour optimiser tes lieux de vie et de travail.

• L'intérêt de programmer des pauses de dopamine pour mieux préserver ton équilibre.

• L'utilité de classer tes activités en fonction de leur impact sur la dopamine.

Cet **apprentissage** offre la base pour prendre en main ton **quotidien** de manière plus éclairée : que ce soit en exploitant l'**environnement** qui t'entoure ou en organisant tes emplois du temps, tu as maintenant toutes les clés pour mieux gérer ta **dopamine**. Mets en pratique ce que tu as appris ici pour voir la différence – c'est à toi de construire un **équilibre** durable.

N'hésite pas à expérimenter avec ces nouvelles **connaissances**. En ajustant progressivement tes habitudes, tu pourras constater par toi-même les effets positifs sur ton bien-être général. Souviens-toi que chaque petit pas compte dans la création d'un mode de vie plus équilibré et épanouissant.

Chapitre 10 : Le jeûne de dopamine

As-tu déjà eu l'impression d'être **entouré** par tant de **distractions** que tu ne sais plus où donner de la tête ? Moi, je connais bien ce sentiment. On saute d'une **notification** au prochain clip, et en même temps, il y a une sorte de **vide** qui plane toujours. Un vide que rien ne semble combler, malgré toutes ces **stimulations**. Tout ça t'est familier ? Rassure-toi, ce chapitre pourrait bien allumer une petite **lumière** chez toi. Je ne te promets pas une nouvelle méthode miracle, mais ce que je peux te dire, c'est que ce qu'on va voir peut vraiment changer la façon dont tu interagis avec le **monde**.

Tu verras comment préparer ton **jeûne** de dopamine... et surtout, comment t'y prendre. Lance-toi dans cette pause bien méritée. Après tout, peut-être que tout ce bruit virtuel n'est pas aussi nécessaire qu'on le pense...

Comprendre le concept du jeûne de dopamine

Alors, qu'est-ce que c'est que ce **jeûne** de dopamine dont tout le monde parle ? C'est un concept qui peut sembler mystérieux ou même déroutant au départ. Mais au fond, c'est tout simple. Le jeûne de dopamine, c'est tout simplement une stratégie pour **réinitialiser** ton cerveau, un peu comme quand tu redémarres ton ordinateur quand il devient trop lent. Tu évites certaines activités qui stimulent trop ton neurotransmetteur préféré, à savoir la **dopamine**. En gros, tu appuies sur pause pour donner à ton cerveau le temps de souffler un peu.

Le but ? Rétablir et retrouver un **équilibre** intérieur en laissant tes neurotransmetteurs se reposer. Si ton cerveau est trop sollicité, tu risques de t'épuiser rapidement. Cette réinitialisation peut t'aider à améliorer ta relation avec les choses qui te donnent trop de mauvaises habitudes, comme rester collé à ton téléphone.

En pratiquant le jeûne de dopamine, tu commences à apprécier à nouveau les petites choses que tu considérais comme banales. Un bon café le matin ou une **promenade** au parc peuvent redevenir source de plaisir. Tu redécouvres la joie des moments simples en famille ou entre amis, plutôt que de chercher constamment la prochaine grosse **sensation** forte.

Mais attention, ne confonds pas tout ! Ce concept n'est pas exactement ce que certains en disent. Il y a pas mal d'idées fausses qui circulent.

Souvent, quand les gens entendent "jeûne de dopamine," ils s'imaginent qu'il faut complètement arrêter de s'amuser ou rester enfermé dans une chambre noire. Comme si c'était un truc ultra sévère pour "réparer" ton cerveau. Mais en fait, pas du tout !

La vraie idée, c'est plutôt de réduire les **excès**, pas de tout couper complètement. Ce n'est pas un reset d'usine de ton cerveau ! L'objectif est simplement de trouver un meilleur **équilibre** dans ta vie quotidienne.

En pratique, ça peut vouloir dire limiter un peu le temps passé sur les réseaux sociaux, ou éviter de binge-watcher des séries jusqu'à pas d'heure. C'est une façon de reprendre le contrôle sur tes **habitudes** numériques, sans pour autant te priver de tout plaisir.

L'essentiel est de trouver ce qui fonctionne pour toi. Peut-être que tu décideras de ne pas regarder ton téléphone pendant la première heure après ton réveil. Ou alors tu choisiras de lire un bon bouquin plutôt que de scroller sur Instagram avant de dormir. L'idée est de créer des moments de pause dans ta journée, pour laisser ton cerveau respirer.

En fin de compte, le jeûne de dopamine n'est qu'un **outil** parmi d'autres pour améliorer ton bien-être. Ce n'est pas une solution miracle, mais plutôt une façon de prendre du recul et de réfléchir à tes habitudes. Ça peut t'aider à retrouver du plaisir dans les choses simples et à être plus présent dans ta vie quotidienne.

Alors, pourquoi ne pas essayer ? Tu pourrais être surpris de découvrir à quel point de petits changements peuvent avoir un grand impact sur ton humeur et ta **concentration**. L'important est de rester bienveillant envers toi-même et d'y aller progressivement. Petit à petit, tu trouveras ton propre équilibre.

Planifier Ton Jeûne de Dopamine

Alors, tu t'es décidé à te lancer dans un jeûne de **dopamine** ? C'est une démarche super intéressante, mais qui nécessite une bonne **planification** pour être efficace et agréable. Avant de te lancer, réfléchis à la durée que tu veux y consacrer et à quel point tu te sens prêt à ralentir le rythme. Beaucoup commencent en douceur, d'autres optent pour des défis plus extrêmes – chaque option a ses avantages, mais l'important est de choisir ce qui te semble réalisable à court terme.

Pense à évaluer ton attachement à tes **habitudes** quotidiennes, comme les réseaux sociaux ou ta série préférée. Pour certains, même une journée sans appareil techno est une vraie galère. Commence donc par des périodes plus courtes. Un ou deux jours, juste pour tester. Tu pourras augmenter progressivement selon ton confort. Après tout, un marathon ne se court pas du jour au lendemain, et un jeûne de dopamine, c'est pareil.

Ensuite, vois si tu te sens d'attaque pour autre chose que des appareils électroniques. Un vrai jeûne de dopamine implique de faire une pause sur toutes les **activités** qui stimulent ton cerveau excessivement. Par exemple, lire des infos non-stop ? À éviter. Ce qui t'en reste à la fin, c'est du stress... et pire, une envie de vérifier encore plus. Fais quelques petits ajustements par-ci par-là. Réfléchis à ce dont tu peux te priver et à ce qui serait vraiment trop difficile.

Se lancer là-dedans sans être préparé n'est pas vraiment la meilleure idée. À moins que tu n'aimes tituber dans l'inconnu... mais on n'est pas tous fans d'impro. Avant de couper, prends quelques minutes (voire quelques heures) pour y penser. Pas juste mentalement – logiquement aussi. Il faut que tu sois prêt. Prépare des **activités** simples pour combler les moments où tu serais habituellement connecté.

Voici deux petites astuces : d'abord, repère les moments où tu pourrais craquer, comme au café, et remplace cette tentation par une alternative débranchée ou un loisir plus doux, comme prendre un bon thé (pourquoi changer une routine si elle te fait du bien, tant qu'elle n'envahit pas ton espace mental). Ensuite, fais-toi un bouquet d'idées sympa – cueillir des plantes, ranger ta maison (aïe, peut-être pas tout de suite) – bref, garde sous la main ce qui te détend.

Maintenant qu'on est bien préparés, passons au point final : concevoir ton propre "Plan Personnalisé de Jeûne de Dopamine". Comme notre cher cerveau est un peu capricieux, mieux vaut un plan béton. On fait simple, tu prends une feuille, et tu structures trois choses :

• **Durée :** combien de temps veux-tu ou peux-tu te donner pour ce premier sevrage de dopamine ? Deux heures ? Une journée entière ?

• **Activités** à éviter et à remplacer : choisis quelques-unes de tes habitudes les plus addictives et pense à par quoi les remplacer. Par exemple, substitue l'intérêt futile de surfer sur tes séries par le dessin, même griffonner pour commencer suffit.

• Prépare ton cadre : ton "set-up". Libère ton **espace**. Un bureau sans distractions électroniques – c'est vite fait, une simple lampe de bureau ou des post-its peuvent totalement recharger ton moral.

Et c'est parti – enfin, parce qu'il n'y a plus de raison de procrastiner, lance-toi calmement mais sûrement. Ce plan établi, personnalise-le. La souplesse est clé, saupoudre quelques doses d'optimisme et laisse ton lent cheminement vers la redécouverte de **plaisirs** simples te dévoiler les murs dopés-stimulants qu'on a aujourd'hui du mal à démolir !

Mettre en œuvre le jeûne efficacement

Bon, tu es prêt à commencer ton **jeûne** de dopamine, mais comment faire face aux moments où l'inconfort se pointe, quand tes envies deviennent pressantes ? Le truc, c'est d'avoir un plan pour ces instants. C'est normal de ressentir une certaine **frustration**, ça prouve que tu es sur la bonne voie. Mais alors, que faire ?

Tout d'abord, reconnais les envies. Franchement. Ne fais pas semblant qu'elles n'existent pas. Elles sont là, dans un coin de ton esprit, te poussant à vérifier une dernière fois ton **téléphone** ou te jeter sur ta série préférée. Quand tu ressens ça, prends une grande respiration... ou deux. Le but n'est pas d'éviter ces petites voix qui te titillent, mais de les observer sans agir dessus. Dis-toi : "OK, j'ai envie de ___. Mais en fait, j'ai décidé de faire une pause." C'est aussi simple que ça, observer et ne pas craquer. Imagine que c'est comme un nuage qui passe dans le ciel – tu le regardes mais il ne touche pas tes pieds. C'est une façon efficace de sortir de cette boucle que l'on connaît tous.

Tu peux aussi essayer de te distraire. Trouve-toi des **occupations** qui ne provoquent pas cette montée de dopamine, pour calmer un peu ce besoin constant de stimulation. Des trucs comme un bon bouquin ou une balade tranquille. Autre chose ? Essaie le dessin, même si tu penses que t'es nul en arts. C'est pas la performance qui compte, mais cette activité apaisante pour ton cerveau. Faire la cuisine, ranger ta chambre – ce sont toutes des façons concrètes de rester occupé sans tomber dans les habitudes qui risquent d'annuler ton jeûne. Et pas juste bricoler – bois beaucoup d'eau. Souvent, on confond soif et envie.

Quand on jeûne, c'est facile de sombrer dans l'**ennui** et de rechuter – ces vieux réflexes, ces petites occupations qu'on trouve habituellement plaisantes vont manquer. Difficile, certes, mais il y a de quoi faire pour équilibrer cette dop' passée en mode silence radio.

Certaines activités sont magiques pour ça. Commence par t'entourer de **nature**. Balades en forêt, un petit pique-nique au parc, ce genre de programme sympa réduit naturellement ton besoin de dopamine urgente. Le contact avec la nature, c'est nourrissant pour l'équilibre mental. Une autre option ? Un instrument. Si t'as la chance de jouer de la guitare ou du piano, même si t'y arrives pas super bien, sortir trois notes va te faire un bien fou. Sinon ? Médite. C'est vrai ! Tu pourrais lever les yeux au ciel, mais une petite méditation… ou juste te poser quelques minutes en silence – ça fait des merveilles pour calmer le tourbillon intérieur.

Maintenant que t'as bien identifié tes outils persos, pourquoi pas te constituer un petit **kit de survie** spécial pour soutenir ton jeûne de dopamine ? Simple, mais utile. Des écouteurs pour te couper du monde quand c'est nécessaire. Un carnet pour noter tes pensées et frustrations, un film (version offline évidemment), de l'huile essentielle pour te calmer. Pas la peine d'en faire trop. Ce truc doit rester bien à portée de main – comme un secours pour les moments où l'envie se pointe fort.

Ce genre de jeûne, avec un peu de **préparation** et ce kit spécial, devient plus tenable au quotidien. Quoi qu'il en soit, ça permet de sortir un peu de cette spirale qui bouffe ta dopamine à longueur de journée – et de souffler, loin du bruit incessant.

Réintroduction des stimuli après le jeûne

Alors, tu as terminé ton **jeûne** de dopamine. Félicitations ! Maintenant, rien n'est plus important que de savoir comment réintroduire progressivement les activités qui stimulent la dopamine. Ce n'est pas seulement pour éviter de ruiner tous tes efforts, mais aussi pour donner à ton cerveau une chance de vraiment se recalibrer. Après une pause, ton cerveau est comme une éponge prête à tout absorber, donc il faut faire attention.

Quand tu commences à réintroduire des activités comme checker les réseaux sociaux, jouer aux jeux vidéo ou même dévorer une série Netflix, c'est important de le faire petit à petit. Si tu fais tout d'un coup, c'est comme si tu avais fait une grande course et que tu avais décidé de manger tout un festin après – c'est trop, trop vite, et ton corps (ou ton esprit, dans ce cas) va te le faire regretter. Bref, si tu veux que ce jeûne serve vraiment à quelque chose, il faut que la **réintroduction** soit lente.

Imagine que tu as pris une pause d'une semaine. La règle d'or serait de commencer avec des petites doses. Par exemple, si tu passais auparavant deux heures sur Instagram, limite-toi à 15 ou 20 minutes la première journée. Ainsi, tu permets à ton cerveau de se réhabituer à la **stimulation** sans être submergé.

Maintenant que tu fais les choses doucement, tu as une occasion idéale pour opérer des changements durables dans tes **habitudes**. Ce n'est pas juste une question de modération, c'est aussi une chance en or pour cultiver de nouvelles routines qui favorisent ton bien-être à long terme. Pourquoi ne pas remplacer ces heures encore passées devant un écran par des activités plus productives ? Disons... du sport, de la lecture ou simplement une occupation qui te fait du bien. Tu remarqueras probablement que tu prends plus de plaisir dans ces activités maintenant que ton cerveau n'est plus pris en otage par ce besoin constant de gratification instantanée.

Si tu veux éviter une rechute et conserver les bénéfices de ton jeûne, c'est une excellente idée d'établir ce que j'appelle un "Plan de Recalibrage de la Dopamine Post-Jeûne." Ce plan est simple, mais il demande un peu de **discipline** (et, oui, un peu de bon sens).

D'abord, tiens un journal pour noter ta consommation des activités stimulantes. Ça sert à voir si tu retombes dans tes anciennes habitudes. Ensuite, tiens-toi aux nouvelles routines que tu as décidé d'adopter. Par exemple, plutôt que de vérifier ton téléphone dès le réveil, commence par quelque chose de plus sain, comme écrire trois choses pour lesquelles tu es reconnaissant. Ce petit changement peut vraiment faire une grosse différence.

Puis, fixe-toi des objectifs concrets et mesurables. Par exemple, attention à ne pas dépasser 30 minutes par jour sur les réseaux sociaux, car chaque minute de trop te rapproche du point où la dopamine cesse d'être bénéfique et recommence à jouer contre toi.

Et n'oublie pas, sois toujours à l'écoute de ton corps et de ton **esprit**. Si tu sens que tu as poussé la réintroduction un peu trop, prends un peu de recul. Après tout, tu n'as pas fait ce jeûne pour revenir exactement où tu étais, n'est-ce pas ?

En fin de compte, c'est ça la clé. Cette réintroduction des stimuli, c'est l'art de rester maître de ta **dopamine**, plutôt que de la laisser te maîtriser. Il faut écouter ton esprit et faire durer ces nouveaux équilibres que tu as mis tant d'efforts à retrouver. C'est vraiment une occasion pour changer les choses, une fois pour toutes.

Exercice pratique : Se préparer à ton jeûne de dopamine

Pour commencer ton jeûne de dopamine, il est essentiel d'**évaluer** les activités qui te stimulent quotidiennement. Pense aux réseaux sociaux, aux jeux, aux séries ou même à la nourriture sucrée qui te fait de l'œil. Réfléchis à leur impact : ajoutent-elles vraiment à ton bonheur ou te gardent-elles dans une boucle sans fin ? Prendre conscience de ces influences, c'est comme éclairer une pièce plongée dans l'obscurité.

Une fois que tu as une idée claire de ce qui t'affecte, il est temps de fixer des **objectifs** précis. Pourquoi fais-tu cela ? Pour te sentir plus calme, retrouver ton équilibre ou établir une relation plus saine avec la technologie ? Ne te mets pas trop la pression. Crée des attentes réalistes. Ce n'est pas une solution miracle, mais un petit coup de pouce vers un chemin plus serein.

Ensuite, tu dois choisir la **durée** et le niveau de restriction pour ton jeûne. Pas besoin de tout arrêter d'un coup - l'important est d'être à l'aise. Commence doucement, peut-être avec une journée ou deux sans smartphone ni séries en streaming. Si tu te sens prêt pour quelque chose de plus intense, tu peux prolonger ou élargir la gamme des stimulants à éviter. L'essentiel est que tu puisses tenir sans stress.

Avant de commencer, **prépare** ton environnement. Fais place nette ! Mets de côté tout ce qui pourrait te tenter pendant cette période. Si certains objets doivent rester à portée, range-les au moins hors de vue. Moins tu les verras, plus il sera facile de résister à la tentation.

Prévois des activités plus calmes pour remplacer tes habituels pics de dopamine. Opte pour des **promenades**, des bouquins ou même des séances de méditation. Ce sont des moments où tu peux te concentrer sur toi-même, sans distractions extérieures. Tu découvriras peut-être que ces activités plus tranquilles te plaisent vraiment.

Une étape importante : rends le tout plus **soutenable**. Parles-en à tes proches ou trouve quelqu'un pour faire ce jeûne avec toi. Avoir du soutien rendra l'expérience moins solitaire et plus sympathique. Un message ou un appel peut faire toute la différence dans les moments difficiles.

Enfin, avant de retourner à ton quotidien habituel, élabore un **plan**. Réfléchis à tes priorités et à la façon dont tu vas réintégrer tes anciennes activités. L'idée n'est pas de retomber directement dans tes vieilles habitudes, mais de réintroduire ces stimuli de manière graduelle et réfléchie. Que vas-tu garder ? Que vas-tu essayer de réduire sur le long terme ? Avec une stratégie claire, tu peux transformer ce jeûne en un premier pas vers un mode de vie plus **équilibré**.

Et voilà, tu as toutes les clés en main pour ton jeûne de dopamine !

En conclusion

Ce chapitre t'a fourni les clés pour **comprendre** l'importance et l'efficacité du jeûne de dopamine, non seulement comme une méthode pour recalibrer les circuits neuronaux, mais aussi comme une pratique pour améliorer ton **bien-être** quotidien. De plus, il a exposé les idées fausses courantes sur le sujet, tout en offrant un guide concret pour **réussir** ton jeûne et intégrer ces apprentissages dans ta vie de tous les jours.

Tu as retenu plusieurs points importants :

• L'idée centrale de réadapter ton cerveau en limitant l'exposition aux stimuli.

• Les mythes autour du jeûne de dopamine et ce qu'il représente vraiment.

• Des étapes pratiques pour préparer et **planifier** efficacement ton jeûne.

• Des astuces pour faire face aux défis pendant le jeûne tout en gardant ton équilibre mental.

• L'importance de réintroduire les stimuli avec précaution pour profiter des **bénéfices** à long terme.

Considère cette méthode comme une opportunité d'améliorer ton quotidien et de régler les **scripts mentaux** qui te dictent inconsciemment. Franchir ce pas pourrait bien t'offrir une nouvelle perspective et renforcer ta **motivation** pour adopter de nouvelles habitudes saines. Lance-toi, teste ce que tu viens de lire et découvre à quel point tu peux tirer profit de ce processus **enrichissant** !

Chapitre 11 : Définition d'objectifs et motivation par la dopamine

T'es-tu déjà demandé pourquoi il est parfois si **difficile** de rester **motivé** ? Moi aussi. Dans ce chapitre, je veux t'emmener plus loin dans cette réflexion. Sauter du grand plongeoir directement dans une piscine olympique peut te sembler intimidant, mais que dirais-tu de quelques petits sauts rassurants avant le grand saut ?

Ici, tu découvriras comment **diviser** tes objectifs en morceaux plus digestes et comment ces petites **victoires** peuvent vraiment te booster. On parlera aussi des échecs et, crois-moi, ça arrive à tout le monde. Mais chacun de ces petits détails a son importance.

Je te montrerai comment tu peux, étape par étape, t'appuyer sur ce que ton **cerveau** adore. Ce chapitre va changer la façon dont tu perçois l'**accomplissement** de tes objectifs. Prépare-toi, tu vas vite saisir ce que signifie vraiment se sentir **progresser**.

En comprenant comment fonctionne la **dopamine**, tu pourras mieux exploiter ce système de récompense naturel. Tu apprendras à créer un cercle vertueux où chaque petit succès te poussera vers le suivant.

Alors, t'es prêt à booster ta motivation et à atteindre tes objectifs comme jamais auparavant ?

La Science de la Libération de Dopamine Orientée vers les Objectifs

Fixer des **objectifs**, c'est comme préparer une chasse au trésor pour ton cerveau. À chaque mission que tu te donnes, à chaque but à atteindre, ton cerveau réagit en libérant de la **dopamine**. Pourquoi ? Parce qu'il anticipe la récompense. Cette petite molécule magique est en quelque sorte la carotte qui te pousse à avancer.

Quand tu décides de poursuivre un objectif, que ce soit un projet pro ou simplement courir 5 km sans t'effondrer, ton cerveau se met en mode **anticipation**. Cette anticipation est puissante. Elle active ton système de récompense, et hop, un coup de dopamine traverse ton cerveau. Imagine-la comme une dose d'excitation, une énergie qui te donne un petit coup de boost et te dit "Vas-y, continue, t'y es presque." C'est ce qui te garde **motivé**, malgré les défis, parce qu'au fond, tu sais que la récompense n'est pas si loin. La dopamine crée donc ce lien entre tes actions et la satisfaction ressentie en atteignant ton objectif.

L'anticipation ne serait rien sans l'idée de **progrès**. Crois-moi sur parole, marquer des points sur un objectif où tu fais des progrès visibles, c'est du pur bonheur pour ton cerveau. Pourquoi ? Parce que chaque petite avancée, aussi minime soit-elle, déclenche un petit rush de dopamine. Tu te sens fier. Cette fierté t'assure que, tant que l'objectif est visible, et que tu fais de petits pas vers lui, tu resteras intrinsèquement motivé. En gros, cette progression continue maintient le feu de la motivation allumé, un peu comme un moteur qui tourne à plein régime.

Et si on parlait **stratégie**, ou comme j'aime l'appeler, la "Structure d'Objectifs Optimisée pour la Dopamine" ? C'est pas sorcier. D'abord, découpe tes objectifs en sous-objectifs. Des petits trucs à faire au jour le jour ou semaine après semaine. Ces sous-objectifs doivent être faciles à atteindre, créant ainsi une série de mini-victoires qui gardent ton niveau de dopamine au top. Tu vois le tableau ? Ensuite, ajoute une dose de **nouveauté** de temps en temps pour pimenter ta quête ; une petite surprise a le don de relancer ton système de récompense.

Il est aussi important que tes objectifs, aussi modestes qu'ils soient, aient du **sens** pour toi. Non, pas du sens universel ou spirituel, je parle d'un ressenti purement personnel. Le fait de percevoir une valeur significative dans ce que tu fais renforce d'autant plus la libération de dopamine lorsque tu franchis une étape. Ce sens personnel redéfinit l'objectif en quelque chose de vraiment attractif, rendant chaque petit effort gratifiant en soi.

En fin de compte, tes objectifs fonctionnent un peu comme une **recette**. Il faut juste les bons ingrédients – petites victoires, progression, anticipation, et sens personnel – pour que la recette soit savoureuse, et pour que ton cerveau reste motivé à rester derrière les fourneaux.

Décomposer les grands objectifs pour des boosts de dopamine réguliers

Quand tu as un objectif **monumental** devant toi, c'est facile de te sentir débordé. C'est comme essayer de gravir une montagne sans même voir le sommet. C'est là que le **partage** d'objectifs en plus petits morceaux intervient. Imagine ça comme un casse-tête géant. Chaque petite pièce te rapproche petit à petit de l'image finale. Pourquoi faire ça ? Eh bien, il est plus simple de te concentrer sur une seule pièce à la fois.

Maintenant, diviser des objectifs plus gros en sous-objectifs marquants a une raison simple, mais super efficace : rester **motivé** tout le long. Quand tu réalises ces petits jalons, même si le but final est encore loin, chaque victoire te fait chaud au cœur et déclenche cette dose de **dopamine** tant recherchée. Voilà pourquoi célébrer ces moments est essentiel. Sourire plus souvent, sentir cette montée de fierté ? Voilà des signes que la dopamine se fait sentir. Toujours te focaliser sur "le petit pas en plus", c'est garantir que la flemme ne s'installe pas. Petit à petit, les petites victoires s'accumulent, forment une chaîne qui te tire vers l'avant et rend les dernières étapes tout aussi excitantes que les premières.

Passons maintenant à cette technique que j'ai appelée "Cartographie des Jalons de Dopamine". Pour faire simple, cette méthode consiste à dessiner une carte où chaque étape franchie s'accompagne d'une **récompense** instantanée, proportionnée à l'effort fourni. Le meilleur ? Ces sous-objectifs ne devraient pas seulement être des étapes logiques dans l'accomplissement de l'objectif global, mais aussi des moments qui t'apportent du confort psychologique. Par exemple, si ton but est de finir un marathon, des jalons comme courir chaque jour cinq minutes de plus ou finir ta première course de dix kilomètres devraient être célébrés peut-être avec un rituel personnel : accrocher une nouvelle médaille à une collection ou savourer un dessert.

Chaque fois que tu apposes une "croix" sur ta carte, poutch ! Une petite montée de dopamine te fera certainement sourire. Rien que le plaisir de cocher une tâche sur une liste ou de tracer une ligne lumineuse à travers un document nous fait déjà du bien. Mais n'oublie pas, la clé réside aussi dans le fait que ces récompenses doivent rester liées de près à ta **progression**. Sortir pour te laisser tenter par une pâtisserie chaque fin de semaine après avoir rempli tes objectifs hebdomadaires peut très bien servir à cet effet. Quotidiennement, d'autres petites récompenses peuvent remettre de l'énergie dans tes réserves. Comme, je ne sais pas, un épisode de ta série préférée ou une promenade dans un parc que tu aimes bien.

Toute l'idée derrière tout ça, c'est d'enseigner à ton cerveau qu'effort et récompense marchent main dans la main. On crée des repères mentaux qui transforment ton cerveau en meilleur allié au jour le jour. Au final, c'est presque addictif, cette chasse aux petites **réussites**.

Apaise-toi en pensant à ceci : ta motivation reviendra au galop, juste parce que chacune de ces petites réussites te montre concrètement que tu avances vraiment. Imagine un matin te lever, voyant ta carte tout remplie de ces objectifs rayés... Le bonheur, non ?

Et bien entendu... ne t'inonde surtout pas dès le départ avec mille et un checkpoints, hein ! Mieux vaut définir un nombre raisonnable de sous-goals qui s'adaptent à ton rythme plutôt que d'entrer dans un gâchis de frustration. Ta carte doit refléter ton cheminement, ta progression, sans surcharge.

En gros, domine cette montagne point par point. Sculpte ton **succès** tout en savourant chaque montée de dopamine qui en résulte. En gardant les yeux bien ouverts, en progressant palet par palet, c'est comme gratter sous la surface, revers de la médaille qu'une fois révélés, finissent par créer un tableau fascinant.

Reconnaître les petites victoires pour maintenir la motivation

Parfois, tu as tendance à regarder trop loin devant. Tu penses uniquement au but final, à cette grande **réussite** que tu veux atteindre. Mais sais-tu ce qui t'aide à tenir le cap sur cette route souvent semée d'embûches ? Eh bien, ce sont les petites victoires. Chaque pas en avant compte. Célébrer les **progrès**, même modestes, c'est comme donner des petites douceurs à ton cerveau. Ces moments nourrissent ta motivation, un peu comme quand tu donnes un bonbon à un enfant pour qu'il fasse ses devoirs. Ton cerveau adore ça. Il se dit : « Ah, c'est agréable ! » Et du coup, il veut recommencer. Cette petite dose de **dopamine** qui est libérée quand tu arrives à un mini-objectif... Autrement dit, quand tu franchis une étape favorable dans ton parcours, cette hormone du bonheur surgit. Et quand tu prends consciemment le temps de te féliciter, d'apprécier ce moment, tu encourages ton cerveau à garder cette habitude de vouloir plus. C'est comme un petit feu que tu t'efforces d'entretenir, et chaque petite victoire est un souffle qui ravive la flamme.

Te dire « merci » à toi-même pour les petites choses que tu fais bien, c'est essentiel. Car, trop souvent, tu oublies. Tu avances avec le regard fixé vers la ligne d'arrivée, sans jamais vraiment savourer, n'est-ce pas ? Pourtant, ces petites choses paraissent insignifiantes à un moment donné, mais ce sont elles qui, à la fin, bâtissent ton **succès**. Parce que, franchement, aucune grande montagne n'est gravie en un seul saut. Elle est conquise par milliers de petits pas, un à la fois.

En résumé, se dire que tout progrès mérite d'être célébré, c'est essentiel pour rester motivé. Ces célébrations ne sont pas simplement là pour faire joli. Non... Elles forment un cercle vertueux où chaque petite victoire pourrait te guider vers le succès à long terme, sans te pousser vers l'abandon. Parce que, après tout, c'est un marathon, pas un sprint.

Alors, est-ce que ça veut dire que tu devrais courir après chaque friandise, chaque plaisir instantané ? Pas vraiment. Il est crucial que les **récompenses** soient significatives. Parce qu'une récompense, c'est plus qu'un cadeau emballé. Elle doit avoir du sens pour toi. Aligner tes récompenses avec tes valeurs, tes objectifs à long terme... voilà la clé pour ne pas t'éparpiller dans la recherche de plaisirs éphémères qui pourraient finir par te détourner de ton chemin.

Quand tu crées des récompenses qui sont en accord avec la direction que tu as choisie dans la vie, c'est comme si tu posais des jalons qui te mèneront droit au but, sans perdre ton cap. Par exemple, imagine que tu travailles sur un projet important pour ta carrière, et que tu t'offres un moment de détente ou un petit plaisir gourmand pour marquer une étape essentielle. Mais pas un truc banal et automatique—non, quelque chose de choisi avec soin, qui te rappelle pourquoi tu persévères et ce que cela représente vraiment pour toi. Cela pourrait être une pause dans un lieu qui t'inspire ou une tâche que tu aimes vraiment—cette fine couture qui relie le plaisir immédiat et les rêves à long terme. Tu verras que ces récompenses deviennent plus qu'un plaisir instantané ; elles deviennent un moment où tu recharges tes batteries pour aller encore plus loin.

Et quoi de mieux pour y arriver qu'en adoptant un « Système de Récompense Amical à la Dopamine » ? L'idée est simple mais efficace : tu structures chaque étape de ton voyage avec des **incitations** qui soutiennent et nourrissent ta motivation. Imagine-le comme une carte au trésor. Chaque point de passage sur la carte représente non seulement des progrès concrets, mais carrément une petite surprise qui t'attend à chaque étape importante. Prends le temps de planifier des récompenses qui respectent à la fois ton rythme et ton aspiration globale. Ça pourrait être de la musique que tu adores en fond pendant un travail ardu, un épisode de ta série préférée après une tâche difficile ou même un petit moment zen rien qu'à toi. Trouver ces petites friandises qui plaisent à ton cerveau tout en lui rappelant qu'il y a quelque chose d'encore mieux qui t'attend au bout—c'est l'art de la **motivation** par étapes.

En fin de compte, entretenir la motivation par une reconnaissance constante des petites victoires, concevoir des récompenses harmonieuses avec tes aspirations actuelles et futures, et élaborer un système de récompenses calibré pour te soutenir tout au long de ton parcours... c'est ce genre d'équilibrisme qui rend un chemin potentiellement difficile, beaucoup plus agréable et abordable.

Surmonter les revers sans chutes de dopamine

T'as déjà vécu ces jours où rien ne semble tourner rond ? Mmh, ces moments où t'as l'impression que tous tes **plans** s'effondrent. Y a rien de plus frustrant, n'est-ce pas ? Mais voilà, ça fait partie de la vie, et le vrai défi, c'est de garder notre **motivation** sans que notre dopamine descende en flèche dès qu'on rencontre un obstacle.

L'idée, c'est de voir les obstacles différemment. Au lieu de te dire "oh non, encore un truc qui ne va pas", essaie de penser à chaque défi comme une sorte de "game" à passer, une opportunité. Ouais, une occasion pour apprendre quelque chose de nouveau et renforcer ton **mental**. Quand t'arrêtes de voir les revers comme des échecs personnels et que tu les reformules en chances d'améliorer tes compétences, c'est un peu comme si tu hackais ton cerveau pour mieux gérer la frustration et garder ton équilibre de dopamine intact.

C'est plutôt simple : si chaque obstacle devient un challenge ou un mini-défi à relever, l'idée de surmonter ça devient plus motivante. D'ailleurs, ça fait aussi partie de l'expérience de vie. Les défis qu'on traverse, ils nous façonnent et nous préparent pour les moments à venir. Là où les autres baisseraient les bras, toi, tu deviens plus fort.

Alors, comment passer à l'étape suivante ? En plus de reformuler l'échec, faut savoir rester zen et garder la tête froide même quand tout semble compliqué. T'inquiète, ça demande de l'entraînement, mais c'est tout à fait faisable.

Passons à un concept super utile : comment tu peux transformer ces revers en de véritables leçons d'**apprentissage** sans détruire ta motivation ? Imagine tout simplement que ton cerveau est ta machine pour apprendre (un peu comme quand t'étais gamin et que tu tombais en vélo, mais qu'à la fin t'as appris à garder l'équilibre). Bref, considère chaque erreur, chaque détour, et reformule-les – ils sont pas là pour te faire échouer, mais plutôt pour t'épauler à trouver une meilleure approche.

Tu sais, ce processus, ça marche. Ça permet même de créer une sorte de bouclier contre la descente dopamine qui accompagne souvent les revers. La clé ? C'est se dire : "Tout le monde échoue, tout le monde trébuche. Mais, ça peut m'aider pour la prochaine fois." Tranquille, pas de pression, juste se rappeler que l'apprentissage fait partie du chemin.

T'es enfin prêt à découvrir le "Protocole de poursuite de but résilient" ? Ce truc, c'est comme une boîte à **outils** pour les situations difficiles. Genre, comme quand tu rencontres un mur géant en plein milieu de ta route vers le succès. Bah ouais, t'as besoin d'un plan pour pas perdre le nord quand ça devient dur.

Et ce "Protocole", c'est en gros cinq petites étapes simples :

• **Respire** – Sérieux, ça sert à rien de paniquer, respire et relax.

• Évalue où t'en es – C'est peut-être plus simple à résoudre que t'imagines.

• Trouve une solution viable – Reviens toujours au pourquoi tu fais ça.

• Adapte – Si ça passe pas comme ça, essaie autre chose, modifie ta trajectoire.

• Recommence – Parce qu'échouer, ça veut pas dire abandonner.

Donc oui, il y a rien de magique dans ce Protocole, mais si tu le suis un peu chaque fois que ça cloche, petit à petit, ça te renforce la **motivation**. Comme tu vois, perdre la motivation, ça fait partie du process ; mais la garder tout en gardant ta dopamine stable, ça, c'est un super **pouvoir** que tu peux apprendre. 😌

Et à ce stade, sache une chose – même les petits pas comptent. Injuste parfois, j'sais. Mais c'est quoi le mot final, en fait ? Toujours avancer, même doucement, sans permettre aux chutes d'écraser ta motivation. Parce qu'au bout du compte, c'est les petits coups répétés qui font tout.

Exercice Pratique : Créer un Système d'Objectifs Favorable à la Dopamine

On t'a sûrement déjà dit à quel point il est important de fixer des **objectifs**. C'est bien beau, mais pour vraiment tirer parti de ton système dopamine, il te faut des objectifs qui comptent vraiment pour toi.

Identifie des objectifs à long terme significatifs alignés avec tes valeurs personnelles. Ça serait tellement plus simple de viser directement des objectifs à court terme faciles à atteindre. Mais ça ne te mènera pas loin. Au lieu de ça, vise grand – identifie des objectifs à long terme qui résonnent avec tes **valeurs**, ce qui compte vraiment pour toi. Quand tes objectifs sont en phase avec tes valeurs, ils deviennent non seulement plus motivants mais aussi plus satisfaisants une fois atteints. Cela aide aussi à éviter le piège des objectifs futiles. C'est donc bien plus agréable de travailler pour quelque chose qui t'importe vraiment, tu vas voir.

Mais fixer le cap, c'est bien mais ce n'est pas tout…

Tu devrais diviser ces gros objectifs en sous-morceaux gérables et mesurables. Oui, ça donne presque l'impression de casser une montagne en cailloux, mais des petits succès répétés sont idéaux pour ton cerveau dopaminergique.

Découpe chaque objectif en petits **jalons** mesurables. Ça fonctionne comme une série d'étapes intermédiaires qui doivent être franchies pour atteindre ton grand but. Chaque jalon représente un obstacle sur lequel travailler. En voyant tes **progrès**, même subtils, ça déclenche un sentiment de succès immédiat – ce truc éphémère mais génial qu'on appelle… l'envie de continuer.

Mais attention, il faut fixer des limites aussi...

Attribue des **délais** spécifiques à chaque jalon. Franchement, sans des délais clairs, il est tellement facile de se dire : « Je commence ça demain. Enfin, peut-être la semaine prochaine. » C'est là que ton cerveau jouera des trucs sympas style : on passe à autre chose. Limiter le temps accorde de la structure, et ton côté organisé kiffera s'y tenir. Fixer des échéances crée un certain sens de l'urgence qui continue de nourrir ton énergie dopamine.

Tu vois déjà tout ça d'un coup d'œil ? Non, c'est là que visuellement, ça aide beaucoup...

Crée une représentation visuelle de la progression des objectifs. Des petits graphiques ou un joli tableau, il s'agit d'avoir un visuel avec des indicateurs de progression. Quelque chose que tu peux voir et ajuster est la meilleure alarme. Voir ton progrès déjà fait, ton cerveau se dit certainement qu'il doit continuer. Une version du bon vieux « un dessin vaut mille mots », pourquoi ne pas l'ajouter à ton système d'objectifs dopamine ? C'est tellement bon pour garder un œil constant sur ta belle avancée !

Tiens tiens, et si mesurer tes avancées ajoutait du poids...

Mets en place un système pour suivre et mesurer les progrès. Si tu ne mesures pas ton succès – comment savoir où tu en es ou si tu dévies du chemin ? En fait, suivre tes avancées, peu importe comment tu décides de le faire, est impératif. Cela te dit : « On avance ! », même si ce n'est qu'un pas à la fois. Imagine une simple case avec "fait" que tu peux cocher à chaque fois que tu atteins quelque chose. Stimulerait ton plaisir dédié à l'achèvement, et bim - t'es parti pour le succès.

Et devine quoi ? Il faut penser aux **récompenses**...

Conçois des récompenses appropriées pour atteindre chaque jalon. Ah ! Les récompenses, indissociables de ton petit rituel dopamine. Oui, un joli apéro ou ce film que t'avais envie de regarder. Se récompenser enrichit l'effort continu, et ton sourire disciplinerait ton cerveau aussi. Fidèles partenaires en accomplissement, ta rigueur et ta réjouissance.

Mais attends, ce n'est pas pile d'assurer le chemin... il faut le réviser.

Planifie des **bilans** réguliers pour évaluer les progrès et ajuster les objectifs si nécessaire. De temps en temps, on doit ajuster le GPS. Si t'as l'impression que quelque chose ne marche pas, planifie des points de contrôle régulièrement. Ajuste au cas où. Si tu rimais avec efficacité…, tu te sentirais toujours proche de tes objectifs tout autant réalistes. Sérieux, revoir ton chemin peut sauver l'ensemble pour rester sur la bonne voie.

En Conclusion

Ce chapitre met en lumière l'**importance** de fixer des **objectifs** pour stimuler la **motivation**, grâce à un système précis et réfléchi. En explorant la science derrière la libération de **dopamine** lorsque tu atteins des objectifs ou que tu observes du progrès, ce chapitre te propose des techniques essentielles pour maintenir une motivation constante malgré les obstacles.

Dans ce chapitre, tu as découvert que :

• La fixation d'objectifs active la libération de dopamine dans ton cerveau, ce qui te motive.

• L'anticipation et les petits progrès contribuent à ta motivation à long terme.

• Découper les grands **objectifs** en plusieurs étapes facilite le maintien de niveaux de dopamine réguliers.

• Célébrer les petites **victoires** est clé pour rester motivé.

• L'important est de voir les obstacles comme des opportunités d'apprendre plutôt que des défaites.

Ajouter ces **stratégies** à ton quotidien peut changer ton approche des tâches et rendre chaque jour un peu plus épanouissant. Applique-les dès maintenant pour transformer la poursuite de tes objectifs en une **expérience** à la fois gratifiante et motivante. Tu verras, ça vaut vraiment le coup d'essayer !

Chapitre 12 : Créativité et flux de dopamine

As-tu déjà ressenti cette **étincelle** soudaine d'**inspiration** ? C'est cette sensation dans l'air, presque électrique, qui te pousse à **créer**, à résoudre un problème différemment. Moi, je l'ai souvent vécue— et c'est un vrai cadeau. Dans ce chapitre, on va parler de ce que cette petite étincelle pourrait avoir à voir avec tes **émotions**, ta **motivation**, et même ta santé. Tu vas bientôt voir comment jouer et t'**amuser** pourrait bien changer toute ta journée. Et mieux encore, tu apprendras peut-être quelques astuces très simples qui ne nécessitent ni talent inné, ni génie. Juste un peu de pratique et de plaisir. Laisse-toi surprendre par la manière dont ces quelques petits actes créatifs peuvent réveiller en toi quelque chose que tu ignorais peut-être, mais qui mérite d'être **découvert**. Et en creusant un peu, cela pourrait bien te donner envie d'en savoir plus sur ce **flux** de dopamine qui t'anime.

Le Lien Entre la Créativité et la Dopamine

T'es-tu déjà demandé pourquoi parfois, les **idées** coulent toutes seules, et d'autres fois, t'as l'impression de tirer chaque pensée de la boue ? Eh bien, c'est là que la dopamine entre en jeu. La dopamine, c'est comme le pote qui t'aide à voir les choses sous un nouvel angle. Elle ne se contente pas de te faire te sentir bien, elle change carrément ta manière de **penser**. En quelque sorte, elle aiguise ton esprit, rendant les connexions plus vives, plus malicieuses.

Quand la dopamine circule bien, ton **cerveau** est plus réactif. Comme un sportif échauffé. Elle crée les conditions pour que ta pensée créative devienne une force naturelle. C'est pourquoi lorsque t'es content, détendu ou plein d'énergie, le flot d'idées semble sans fin.

La dopamine te donne littéralement l'envie de jouer avec les idées. Imagine que chaque pensée te procure une petite récompense, un petit clin d'œil. Ça te pousse à t'aventurer dans des territoires inconnus, où t'aurais même pas osé aller sans cet encouragement subtil. Ton cerveau commence à connecter des points entre des choses qui, auparavant, auraient peut-être semblé sans lien. Cette pensée expansive, un peu débridée, c'est ce qu'on appelle la pensée **divergente**. Et, ouais, elle opère beaucoup grâce à la dopamine.

Alors, comment dire... La dopamine est comme un boosteur caché de ta **créativité**. Elle t'aide à laisser tomber les barrières mentales, à voir les choses et les problèmes sous un angle différent—comme si tu portais des lunettes magiques qui te montrent des solutions ou des innovations que le "toi" sans dopamine ne pourrait pas voir. Ça te permet de jongler avec plusieurs idées à la fois, d'esquisser des scénarios dans ta tête et, au final, de tomber sur quelque chose de complètement inattendu. Un joyau caché au fond de cette mer d'idées nouvelles.

Mais le lien va plus loin, tu vois. Le cerveau est malin et il sait récompenser tes efforts créatifs. Quand tu te perds, en bonne compagnie, dans ces pensées folles et nouvelles, ton cerveau te récompense avec plus de dopamine. C'est un cercle vertueux. Plus tu explores, plus t'es récompensé, et mieux ça fonctionne. Ton cerveau devient comme une sorte de laboratoire, toujours en train de s'amuser avec des nouvelles combinaisons d'idées, embelli par cette énergie.

Carte de la Synergie Créativité-Dopamine

Visualise cette relation comme une sorte de carte, où chaque zone du cerveau joue son rôle propre avec la dopamine. T'as besoin de cette carte mentale pour comprendre comment l'**excitation** neuronale, donc les frissons que t'as à chaque bonne idée nouvelle, alimente la machine créative. On pourrait dire que la dopamine agit comme le GPS de cette carte : elle t'indique, dans un labyrinthe d'idées, les bons chemins à suivre.

Quand t'es dans cet état, un peu comme quand t'es en transe créative, la dopamine n'est pas seulement à l'arrière-plan, elle éclaire ta voie. Elle rend chaque bifurcation d'idée plus captivante... chaque détour t'emmène quelque part de nouveau. C'est un push continu pour rester dans le flot, garder ce cap où l'**exploration** semble sans fin.

Bref, tout est relié. Ton besoin de trouver des idées innovantes, de voir les choses différemment et de combiner les nouvelles perspectives—tout ça s'épanouit grâce à ce composé chimique incroyable. La dopamine, c'est comme ton énergie de pensée prête-à-porter, qui booste non seulement ta **motivation**, mais aussi ta capacité à toucher franchement aux œuvres les plus folles.

S'adonner à des activités créatives pour équilibrer la dopamine

Alors, t'es fatigué des habitudes toxiques pour stimuler ton humeur – genre passer des heures sur les réseaux ou **grignoter** sans arrêt ? Un truc que tu n'as peut-être pas envisagé, c'est de plonger dans des activités **créatives**. Elles sont parfaites pour aider à rééquilibrer ta dopamine de manière naturelle... mais aussi franchement gratifiante.

Peinture, dessin, musique... Tu savais que ces activités simples peuvent rendre ta vie tellement plus **joyeuse** ? Il se passe quelque chose de génial quand tu prends un pinceau ou que tu grattes une guitare : ton cerveau libère de la dopamine petit à petit, te faisant presque oublier le monde autour de toi. C'est un vrai shoot d'énergie et de bonheur, pas un truc instantané, mais qui te soutient sur la durée.

Tu vois, en faisant du dessin ou en écrivant quelques passages dans ton journal chaque jour, tu crées des petites doses régulières de dopamine. Comme si tu tenais ton propre bar à smoothies cérébraux ! Différence GA-RAN-TIE : ton taux de bonheur monte, tout naturellement...

Passer d'une pratique créative à une autre ? C'est génial, mais y'a aussi un avantage clé à faire preuve de **constance**. Imagine faire de la peinture UNE FOIS comme activité sympa... ok, cool pour ce jour-là. Maintenant, imagine en faire plusieurs fois par semaine – au fil du temps, ton cerveau apprend à s'ajuster. Il ne mendie plus pour des shots parfois malsains de dopamine (hello la procrastination ou le chocolat nocturne !). Au contraire, il devient plus indépendant, comme un jardinier qui arrose ses plantes chaque jour, considérant sa créativité comme le plus fertile des sols.

Bon, crois-moi quand je te dis que t'as l'embarras du choix pour te lancer dans des activités créatives ! C'est à ce stade que je te propose un menu d'activités créatives qui t'aidera à maintenir ton niveau de dopamine sous contrôle et à te débarrasser des maux d'une vie trop centrée sur le zapping du quotidien.

Menu d'Activités Créatives Stimulantes pour la Dopamine :

- Peinture à la gouache ou à l'huile – des heures de plaisir à mélanger des couleurs vives !
- Gribouiller des formes, des lettres ou raconter ta vie – c'est étonnamment addictif.
- Jouer d'un instrument (même papa-maman sont fiers de tes Grands Tubes Guitar-Hero/ Flûte !) – laisse-toi porter par la **musique**.
- Cuisine créative – section VIP : tartes aux fruits et petits gâteaux à thèmes !

- **Photographie** – surtout en improvisant comme les pros avec ton smartphone. Tu redécouvres ton monde !
- Travailler du bois/la céramique – Rien de tel qu'un objet fait de tes mains pour libérer cette petite chimie magique dans ton cerveau.
- Écriture de chansons ou poèmes – même si c'est juste pour toi, ça booste ton moral à fond. Promesse !!

Toutes ces activités offertes gracieusement par Dame Nature contribuent de manière discrète mais incontestable au bonheur de notre petite glande productrice de dopamine... voire, deviens ton meilleur habitué des compétitions de collage "portraits dadaïstes fin siècle" du dimanche chez mémé (oui ça existe).

Tu sais quoi ? Ça donne envie, non ?

Une autre idée cool en lien ? Échanger sur ces activités et envies créatives avec d'autres. Le vrai trésor ici c'est une pratique régulière. Comme le nettoyage de printemps, il faut lui donner du temps tout en évitant de trop se focaliser sur des attentes immédiates.

Là où ça devient intéressant — dans une bande de créatifs en ébullition, affrontant ses zones inexploitées de créativité définitivement **ensemble**. En couple, en groupe, ou avec ton meilleur pote, chaque minute dessus devient plus forte sur le long terme.

Bref, pour un vrai stimulant au quotidien, la dopamine se canalise naturellement dans chaque condition ! Pourquoi choisir les excès trop rapides, alors que pouvoir se livrer à la **contemplation** interne suffit amplement ? Allez, amuse-toi sans perdre une seule dose positive !

La résolution de problèmes comme stimulant de dopamine

Imagine, tu es devant un **casse-tête** ou tu t'engages dans une enquête palpitante où chaque indice mène à une nouvelle pièce du puzzle... Ça sonne excitant, non ? En réalité, lorsque tu fais face à ce genre de tâches complexes, un truc scientifiquement cool se passe dans ton cerveau : la **dopamine** entre dans la danse. Pas besoin de te casser la tête d'ailleurs, il suffit d'un simple problème logique pour activer ce mécanisme. C'est comme donner une tape amicale à tes neurones ! Tu as l'effet coup de boost, cette sensation de satisfaction quand tu commences à sentir que tu approches de la solution. Ce n'est pas juste une question de plaisir ; mentalement, ça t'ancre dans un cycle positif.

On pourrait même dire que résoudre des problèmes, c'est un peu comme devenir **détective**, où chaque petite victoire te fait te sentir encore plus engagé, encore plus motivé. Imagine cet influx — chaque fois que tu émerges avec une réponse, paf ! Explosion de dopamine. Mais pourquoi c'est si bon ? Tout simplement parce que ce circuit de récompense te donne littéralement le "mind buzz" qui te pousse à continuer. Le **cerveau** adore repérer des motifs, et plus il détecte des solutions à extraire, plus il veut aller loin. Rien de tel que de résoudre des casse-têtes pour tenir ton esprit vif, tout en te sentant vraiment bien.

Parlons maintenant de pourquoi tu devrais opter pour plus de **défis** intellectuels dans ta vie de tous les jours, pas seulement les week-ends. Ce n'est pas simplement pour passer le temps, crois-moi. Te donner de vrais exercices mentaux, comme faire un gros calcul mental en file d'attente à la supérette, contribue en fait au bien-être global. C'est prouvé : s'engager dans des activités qui stimulent la production de dopamine aide ta santé cognitive autant que le sport aide ton corps. Plus tu cherches des **énigmes** ou des activités mentalement captivantes, plus ton esprit réactive ce sens inné de curiosité. Pas besoin de redevenir étudiant pour entraîner ton cerveau. Non seulement il devient affamé de plus de cette dopamine, mais aussi la régulation de ton humeur s'améliore.

Bien sûr, il y a l'effet ricochet : plus ton cerveau reste actif et défié, moins il ressemble à une maison inhabitée. En comparaison avec ceux qui se concentrent sur des tâches basiques, ton moral est plus fort, et tu es moins sujet aux ruminations négatives. Tu envisages les situations davantage comme des **batailles** à gagner que comme des souffrances à éviter.

Tu te demandes comment intégrer ces habitudes stimulantes ? Facile. Si tu aimes les défis culinaires par exemple, n'hésite pas à essayer de nouvelles recettes complexes. Ces activités alimentent parfaitement le flux de dopamine et allument une meilleure vision réflexive et constructive. Fixer un cadre pour la résolution de problèmes dès le début peut être bénéfique, avec une visualisation et une gestion automatique des solutions.

Donc, comment intégrer tout ça dans ta routine quotidienne ? C'est simple. **Construis** un cadre, décompose les problèmes, et avance étape par étape. Aborde les défis de manière indirecte et continue, en évitant de te relâcher face aux obstacles.

Il n'est pas question de reculer. Utilise maintenant cette force inédite de la dopamine pour stimuler la clairvoyance de ton cerveau. Nourris-le de modèles de réflexion irréguliers et productifs pour chercher l'excitation future. Attention cependant à ne pas trop t'écarter du chemin ou à trop vulgariser l'analyse.

Tu as trouvé un **diagnostic** intéressant ? Ne t'arrête pas là, continue sur ta lancée.

Il y a une certaine liberté quand tu commences à résoudre des problèmes et que la dopamine coule à flots. 😊

Le Rôle du Jeu dans la Régulation de la Dopamine

Tu y penses rarement en tant qu'adulte, mais **jouer**... ça fait partie des petits plaisirs que tu peux t'offrir pour aller bien. Participer à des activités ludiques peut grandement stimuler cette fameuse molécule du bonheur qu'est la **dopamine**. Et ce n'est pas que pour les enfants ! Il y a vraiment une science derrière ça. Faire quelque chose juste pour t'amuser — peu importe ce que c'est, que ce soit dessiner, faire du sport, ou même chanter sous la douche — ça fait instantanément monter la dopamine. Un peu comme une récompense pour ton cerveau. C'est comme si tu avais appuyé sur un bouton "bonheur instantané".

Quand tu fais des activités qui te plaisent, tu te sens bien. Déjà, tu vois les effets immédiats, comme la bonne humeur qui remonte de quelques crans. Mais il faut aussi penser aux effets à long terme. Si tu ajoutes régulièrement des **jeux** ou des loisirs divertissants dans ta semaine, tu auras des niveaux de dopamine équilibrés. Et là, ça te permet de mieux gérer le **stress** et tout ce qui s'en suit.

Maintenant, si tu es surmené, rêveur ou même juste épuisé par tout, ces moments de "pause ludique" peuvent transformer ta lourde journée en quelque chose de plus léger. Ça agit un peu comme ces rayons de soleil que tu attendais en plein hiver : c'est court mais tellement revitalisant.

Passons maintenant à un autre point qui est souvent négligé : à quel point l'intégration de jeux non structurés peut donner un sacré coup de pouce à ta dopamine.

Tu sais, les enfants sont des pros du jeu non structuré. Ils courent, sautent, inventent... Tu as pu observer ça rien qu'au parc hier, non ? Pourtant, on les encadre vachement moins que nous, les adultes. Ils s'épanouissent dans cette liberté totale qu'offre le jeu sans règles précises, et ça, c'est top pour leur cerveau... et leur dopamine ! On en ferait bien de même, mais combien d'adultes prennent le temps pour ça ?

Le fait de jouer non-structuré te fout un coup de fouet, c'est certain. C'est **spontané**, imprévisible... ça engage tout, ton cerveau ne sait pas ce qui va arriver, alors il relâche des tonnes de dopamine avec cette idée de surprise. Assez ironique, quand même. C'est justement parce que c'est chaotique et qu'il n'y a pas de plan que ça marche si bien ! Genre essayer de grimper à un arbre ou improviser une partie de cache-cache avec tes gamins dans le jardin... ou organiser une chasse au trésor dans la maison.

Intégrer ces petites minutes de **plaisir** simplifiées dans ta journée fera toute la différence. Tu ne t'attendais pas forcément à entendre ça, mais ton cerveau adore quand tu lui offres du jeu tout imprévu comme ça. En effet, il y a une **liberté** qui vient avec ce type de loisirs, une liberté qui nourrit le cerveau et te fait vraiment, vraiment du bien.

Maintenant qu'on en a parlé, te donner quelques idées pourrait aider. Je me suis donc lancé le défi de créer une "Prescription de Jeu pour Adultes". Ça sonne sérieux, mais attends de voir.

Imagine que chaque jour, tu te donnes 10-15 minutes pour toi... pour jouer. Prends ta guitare et massacre ces accords indémodables sans aucune raison, ou démarre une bataille de nerfs contre ton partenaire, tout est permis. Le but, c'est vraiment d'y aller sans plan, juste être dans le moment et t'amuser sans arrière-pensée. Ou si tu aimes radiner, fais-toi une playlist de tes chansons préférées et danse... Peu importe ! Que tu sois nul ou non, la dopamine s'en fiche, elle sortira au quart de tour ! Qu'importe si tu rigoles ou te fends la poire pendant cinq minutes par l'évidence de ta maladresse, la finalité, c'est la dopamine qui monte.

N'oublie pas, toutes ces petites folies sont bénéfiques. Fais comme si tu empilais des petites briques de plaisir qui, en se voulant bancales et facilement mouvantes, sont inexplicablement solides contre la morosité du quotidien. Explore toutes ces petites routines ludiques à ton propre rythme — ce sont tes meilleures défenses naturelles contre les coups de blues. N'oublie pas comment avoir du **plaisir** dans ta vie.

Exercice pratique : Intégrer la créativité dans la vie quotidienne

Intégrer davantage de **créativité** dans ta vie commence par une évaluation de tes activités créatives actuelles. Est-ce que tu prends régulièrement le temps de dessiner ? Peindre ? Ou peut-être écrire ? Si tu y réfléchis vraiment, que te reste-t-il à peaufiner ou à développer davantage ? Il est crucial de bien comprendre où tu en es, avant d'aller plus loin. Que ce soit la photographie, la cuisine ou même le tricot, prends un moment pour identifier ces domaines qui te passionnent déjà, mais qui pourraient bénéficier d'un peu de pratique ou d'un nouvel élan d'inspiration.

Pour t'aider, tu peux faire un petit bilan de tes activités actuelles et réfléchir à celles qui te nourrissent et celles qui, peut-être, t'ennuient ou manquent de pep's. Ensuite, demande-toi : Y a-t-il une discipline créative que tu n'as pas explorée ? Peut-être as-tu toujours voulu essayer l'écriture poétique ? Ou apprendre la céramique ? C'est exactement là que tu dois te concentrer, car ces nouvelles idées ouvriront un monde que tu n'avais peut-être même pas envisagé. Plus tu deviens conscient de tes habitudes, plus tu peux leur donner un coup de boost créatif.

Voyant les possibilités infinies qui se présentent, comment choisir une nouvelle **activité** à explorer ? Simple : chaque semaine, décide-toi à tester quelque chose de différent. Pas besoin de quelque chose d'énorme ni d'ambitieux, juste un petit truc qui te sort de ta routine habituelle. Essaie une nouvelle recette qui te fait de l'œil depuis des mois, ou passe du temps à photographier un sujet inattendu, comme ton quartier vu sous un angle différent. Tu veux effleurer la peinture au lieu d'y plonger à fond ? C'est parfait aussi. L'essentiel, c'est de t'amuser et d'expérimenter sans te mettre la pression.

En t'engageant dans cette dynamique, chaque semaine offre l'occasion de jouer avec l'inconnu et de repousser les limites. Par contre, ne te dis pas "j'y penserai plus tard" car, bien souvent, on ne s'y met jamais si on laisse cette phrase flotter. Non. Prévois du temps juste pour toi, un vrai moment consacré à cette nouvelle activité. Trois-quarts d'heure chaque jour, par exemple, où tu te fais plaisir rien que pour toi. Bloque la case dans ton agenda, comme tu le ferais pour tout autre **exercice**, et tiens bon.

Là, tu risques de rencontrer un autre obstacle : l'emplacement. Pas facile de se lancer dans sa session de peinture si les pinceaux sont planqués tout en haut du placard ! D'où l'importance, rien que pour toi, de pimper ton "coin créativité". Un endroit où, dès que tu t'y rendras, tu pourras être inspiré à l'instant. Un fauteuil confortable, une petite étagère avec tes outils préférés, un peu de lumière douce... et voilà ! Plus d'excuses, tu es prêt à faire tout péter en matière de créativité !

Enfin, dernière petite astuce : prends l'habitude de capturer toutes les idées qui passent de manière spontanée. Tu te promènes peut-être en chemin vers le boulot ? Boum, une idée te traverse l'esprit ! Note-la vite fait sur ton téléphone, ou garde un carnet. Idées bizarres, idées folles, toutes comptent. Plus tu en rassembleras au fil de la journée, plus tu pourras revenir à ton "coin créativité" rempli de nouvelles **inspirations**, comme avec un sac plein de bonbons, prêt à être exploitées.

Interpelle également le défi créatif. Chaque mois, pourquoi ne pas te fixer un nouvel objectif créatif, un petit défi ? Apprendre quelque chose de totalement inhabituel, comme l'origami ou la calligraphie. L'idée, c'est de sortir de la zone de confort qu'on se fait si souvent. Le but ne sera pas tant la perfection, que de faire de ton cerveau une machine à dopamine, en respectant des échéances ajustées à ton rythme. Appuie-toi sur un calendrier assez flexible et facile à tenir.

Ce faisant, le **plaisir** d'avoir réalisé quelque chose de nouveau – même humblement – est colossalement gratifiant.

Enfin, arrêtons-nous un instant. Imagine ton **humeur** embellie et ta **motivation** revigorée par tous ces biais créatifs nouveaux. Plus tu te concentres sur ces activités et leur impact sur ton quotidien, plus tu t'apercevras que ton énergie est constante, hautement positive. Personne ne peut dire ce qu'il adviendra de ton **potentiel** créatif sans devoir le vivre soi-même mais t'y plonger épaulera ton moral plus que jamais.

En Conclusion

Ce chapitre t'a permis de comprendre comment le **lien** entre la **créativité** et la **dopamine** peut transformer ta manière de penser et d'aborder des défis. En stimulant ce neurotransmetteur, tu peux non seulement booster ta créativité mais aussi améliorer ton bien-être général. Prends à cœur les leçons apprises ici pour enrichir ton quotidien.

Dans ce chapitre, tu as vu que la dopamine influence directement ta créativité et ta résolution de problèmes. Favoriser la **pensée** divergente et explorer de nouvelles idées active davantage ta dopamine. Pratiquer régulièrement des **activités** créatives peut équilibrer naturellement ta dopamine. Résoudre des problèmes complexes est aussi une manière efficace de mobiliser ta dopamine. Des moments ludiques, même à l'âge adulte, sont essentiels pour réguler ton humeur par le biais de la dopamine.

N'oublie pas que chaque **moment** créatif vécu renforce ton esprit et éveille de nouvelles et excitantes **découvertes**. Mets en pratique ce que tu as appris dès aujourd'hui et la **magie** de la créativité continuera de rayonner dans ta vie.

Chapitre 13 : Maintenir l'équilibre de la dopamine à long terme

T'es-tu déjà senti emporté par une vague d'**énergie** quand tu accomplis quelque chose, puis... paf, la chute? Moi, ça m'est arrivé tellement de fois. On est **motivé**, on fonce à toute allure – et d'un coup, tout s'arrête comme si on heurtait un mur invisible. Ça te parle ? Dans ce chapitre, je veux partager avec toi comment on peut, ensemble, éviter ces pics de motivation éphémère pour assurer une **stabilité** sur le long terme. C'est là que ta **curiosité** s'éveille, pas vrai ? Comment tenir le coup, pas juste pour une semaine, mais pour bien plus longtemps ? C'est ici que l'idée devient fascinante : des **habitudes** saines, qu'on ajuste au fil du temps, quand la vie change. Et puis, il y a ces moments où on stagne, où rien ne semble bouger. Comment s'en sortir sans s'épuiser ? Tout ça avec une dose de **bienveillance** envers soi-même. Prêt à plonger ? Explorons ça ensemble...

On va voir comment garder un bon **équilibre** de dopamine sur la durée. C'est pas toujours facile, mais avec quelques astuces et un peu de **persévérance**, tu vas voir, c'est totalement faisable. On va parler de comment créer des routines qui te boostent sans te cramer, comment gérer les moments de creux sans perdre le cap, et surtout, comment rester cool avec toi-même dans tout ça. Allez, c'est parti pour une aventure au cœur de ton bien-être à long terme !

Établir des habitudes saines pour des niveaux de dopamine constants

Pour bien **réguler** la dopamine sur le long terme, tu dois vraiment comprendre pourquoi les **routines** sont si importantes. Les habitudes créent de la stabilité dans un monde où tout change sans arrêt. Et ça joue pas mal sur la dopamine, parce qu'elle aime bien la constance. Contrairement à ce qu'on pourrait penser, cette molécule super importante n'est pas toujours fan de casinos ou de montagnes russes émotionnelles. Du coup, mettre en place une routine régulière t'aide à éviter les envolées spectaculaires, mais aussi les chutes vertigineuses—un vrai **équilibre** en somme.

L'idée, c'est de trouver des actions quotidiennes qui nourrissent cette stabilité. Par exemple, pratiquer la **gratitude** tous les matins, ça conditionne ton esprit à partir du bon pied, privilégiant le bien-être sans en demander trop à la dopamine. Ajouter des activités physiques, même légères, contribue aussi à créer cette routine équilibrante. Pourquoi ? Parce que ça stimule la dopamine de façon stable, robuste, sans surcharge. Pareil pour le **sommeil**, un bon cycle de sommeil aide à recaler ton cerveau toutes les nuits. Et ils sont pas mal fans, la dopamine et le sommeil, quand ils travaillent main dans la main.

Mais faut pas te contenter de juste foutre des widgets de bien-être ici et là, hein. Y'a moyen d'aller plus loin, et c'est là que tu commences à toucher du doigt la composition d'un style de vie qui, par essence, favorisera une fonction équilibrée de la dopamine. Imagine une symphonie, chaque section négocie pour avoir son solo, tout en gardant l'harmonie.

Ça commence par réduire le **stress**... ou du moins le dompter. Qui, même sur la durée, reste une des pires menaces pour équilibrer la dopamine. Résultats ? Différents éléments clés de ton quotidien, que ce soit la nourriture que tu consommes, les informations que tu choisis d'écouter — voire les réseaux sociaux, soyons francs— vont peser énormément sur tout ton équilibre. Manger frais et varié, éviter la surcharge digitale, et bien sûr la pleine conscience tout au long de la journée aident énormément. Rien de plus polluant que des habitudes éclatées. C'est logique, tes neurones s'emballent, ta dopamine suit et bien souvent ça ne mène nulle part de bien solide.

Et à ce rythme, tu sens peut-être qu'il te faudrait un repère quotidien pour structurer tout ça. Quelque chose d'englobant, mais sans te prendre la tête. Ce rituel quotidien, je l'appelle simplement le "**Rituel** Quotidien pour l'Équilibre de la Dopamine." On ne fait pas forcément compliqués les rituels les plus marquants de ta vie. Donc, ici l'important est d'établir un cadre : Commence ta journée par une intention, quelque chose que tu vas appliquer tout au long de la journée. Ensuite, consacre un moment au **mouvement**—ça peut être une marche, un yoga matinal, peu importe. Puis, une recharge mentale : Un casse-croûte nutritif et un peu de détente mentale. Les écrans fatiguent aussi ta dopamine... ou plutôt, ces réseaux super intenses qu'ils apportent sans cesse y contreviennent.

En finissant ta journée, prends un moment pour faire le bilan. Pourquoi ? Car comprendre ton mécanisme interne t'aide clairement à préparer le terrain pour demain tout en étant en paix avec toi-même. Ça rajoute du réconfort général dans ta vie, de la consistance supplémentaire mais agréable aussi. Y'a ici une vraie conclusion au rituel : L'**introspection** consciente t'aide carrément à intégrer tous tes efforts, pour que la dopamine fasse correctement son boulot...

Quand tes habitudes sont alignées à tout ça en fait… c'est comme si tu ouvrais un chemin doux vers un cycle équilibré de dopamine toute l'année.

Ajuster les stratégies au fil des changements de la vie

La vie, elle n'est jamais vraiment figée, pas vrai ? À chaque tournant, elle te surprend avec des hauts, des bas et bien des imprévus qui n'étaient pas sur ton itinéraire. Quand on parle de **bien-être**, et plus précisément de maintenir cet équilibre de **dopamine**, il faut savoir comment jongler avec ces changements. Ce n'est pas comme trouver une recette magique que tu pourrais ensuite utiliser indéfiniment. Il faut ajuster les techniques au fur et à mesure. L'astuce, c'est de reconnaître ces moments de la vie où il est temps de changer ton approche. Peut-être que ce que tu faisais il y a un an ne marche plus aujourd'hui ?

Imagine-toi au début de ta vie professionnelle. Tes journées sont bien remplies, c'est tout à coup un tout autre rythme — différent de la fac. Du coup, ce que tu faisais pour te **motiver** à bosser, comme écouter de la musique stimulante ou faire une séance de jogging avant de te mettre au boulot le matin, fonctionne peut-être moins bien lorsque tu te retrouves coincé en réunions ou à répondre à tes mails en soirée. Alors, dans une période de nouveauté comme celle-là, il est peut-être temps de te poser une question : « Ce que je fais là, est-ce que ça m'aide autant qu'avant ? ». Parce que peut-être il est temps d'essayer de trouver une autre routine. Chercher une nouvelle façon de **recharger** tes batteries. Tester une activité qui sapera moins ton énergie après une longue journée. C'est comme quand tu dois adapter tes techniques de survie en fonction des conditions imprévisibles du terrain qui change.

Quand on parle de savoir si les stratégies ne marchent plus, cela demande une sorte de vigilance, une **conscience** de soi qui prend du temps à se développer. Une astuce, c'est de te poser régulièrement la question toute simple : « Comment je me sens vraiment en ce moment ? ». Si la réponse montre que t'es de plus en plus fatigué, que la motivation est en chute libre ou que ce qui habituellement apportait du plaisir n'a plus cet effet, il y a des chances que ce soit l'heure pour ajuster le plan. C'est comme tester quelque chose de nouveau pour voir si ça colle. Un peu comme réorganiser ta maison ; parfois, tu réalises qu'on doit bouger des meubles pour que tout soit plus fonctionnel et c'est pareil avec les **habitudes** de vie.

On arrive ici au « Plan de Flexibilité des Stratégies de Dopamine ». C'est un genre de manuel que tu devrais avoir dans ta poche et qui consiste à :

• **Auto-évaluation** régulière : Prends des moments pour observer ton état d'esprit et ton énergie globale.

• Réaligner : Identifie les activités ou habitudes qui ne te donnent plus ce même sentiment de satisfaction ou de motivation qu'avant.

• Innover : Dernière étape, pourquoi ne pas essayer quelque chose de nouveau ? Un bon bouquin, un nouvel exercice – l'important est de rester souple et ouvert.

Ce plan permet de garder de la souplesse (et une bonne dose de réactivité) pour affronter les **transitions** de vie. On ne peut jamais tout prévoir, et encore moins comment notre état d'esprit va réagir, mais si l'on apprend à céder aux ajustements nécessaires, on garde ce qu'il nous reste d'équilibre. Du coup, ultime conseil pour toi : sois **patient** avec toi-même. Change les stratégies à mesure que la vie change.

Surmonter les plateaux dans la régulation de la dopamine

Atteindre un **équilibre** à long terme de la dopamine, ça peut parfois devenir compliqué, tu sais ? Il n'est pas rare de traverser des périodes où tu te sens bloqué, où la **motivation** s'épuise... C'est ce qu'on appelle un plateau. Pourquoi ça arrive ? Eh bien, quand tu arrêtes de ressentir les mêmes effets positifs qu'au début — que ce soit au boulot, dans tes habitudes, ou même avec des activités plus fun — tu rentres dans une phase où ton cerveau en veut toujours plus, ou commence à en réclamer plus que tu ne peux facilement fournir.

Quand ton cerveau s'habitue à certaines activités ou situations, la dopamine libérée devient moins intense, ce qui explique cette sensation un peu... fade. Parfois, t'as l'impression de courir après quelque chose que tu n'arrives plus à saisir.

Ça devient alors crucial de chambouler certaines actions pour aider à briser ce rythme et regagner cette **étincelle**. Pour les survivants en quête de motivation renouvelée, la crise peut paraître intense, mais quelques stratégies peuvent vraiment aider.

Puis, il faut parfois raviver la flamme de la motivation pour dépasser ces moments de stagnation. Ce n'est pas du gâteau de trouver de nouvelles façons de raviver l'envie quand elle semble se faire la malle. Une bonne astuce, c'est de **bouleverser** tes habitudes. Changer l'ordre des priorités ou même l'environnement peut en fait aider à vider l'esprit, offrant ainsi un nouvel angle... une nouvelle perspective pour redynamiser ton quotidien.

Chercher des activités différentes, que ce soit apprendre un nouveau truc, faire un petit **voyage**, ou simplement passer la journée dehors peut faire toute la diff. T'immerger dans quelque chose de nouveau force ton cerveau à créer de nouvelles connexions, stimulant ainsi la production de dopamine. Parfois, il est indispensable de tout éteindre, ralentir, et offrir un instant de répit à ton cerveau pour qu'il recommence à produire cette précieuse substance, quand t'en as vraiment besoin.

Et quand rien de tout ça ne marche, c'est peut-être le moment d'utiliser ce que j'appellerais le « **Protocole** de Réinitialisation de la Dopamine. » C'est un plan simple qui vise à reconfigurer ton système en misant sur le retour à zéro. Le truc, c'est de prendre une pause de toutes ces choses stimulantes qui ont pris trop de place. Ça peut vouloir dire des jours sans écran, laisser tomber le sucre ou même prendre du temps loin des moments intenses de socialisation.

Ton système, en quelque sorte, doit réapprendre à kiffer ces moments qui, avec le temps, ont perdu leur peps. Je te dis pas que ce sera facile — ça peut être super **inconfortable** au début. Mais les bénéfices valent clairement le coup. Tout doit revenir au point de départ, où ces moments redeviendront source de bonheur et satisfaction.

C'est comme redémarrer une machine bien chaude : au début, c'est lent, mais une fois relancée, la machine tourne bien mieux qu'avant, retrouve toute sa vigueur.

Alors, il faut que tu t'accordes du temps pour remettre ça en marche. Déconstruis certaines routines, remets ton système à zéro et concentre-toi sur ce qui compte vraiment. Évite juste de courir après ce que la dopamine rendait facile au départ comme seule **motivation**. L'appréciation simple d'un ciel bleu, une bonne tasse de café (OK, peut-être quelques écrans aussi !), un bon bouquin... Tout ça, ça a de la valeur, même pour tes circuits cérébraux en quête de dopamine.

La Valeur de l'Auto-compassion pour Maintenir l'Équilibre

Parfois, en essayant d'avoir le **contrôle** sur ta vie, tu peux facilement oublier d'être gentil envers toi-même. Mais la vérité, c'est que l'**auto-compassion**, mettre l'amour de soi au centre, fait une différence énorme pour garder ton **équilibre**. Pourquoi ? Parce que te rappeler d'être bienveillant envers toi-même, surtout quand ça ne va pas, te permet de maintenir ta **motivation** sans tomber dans des habitudes nuisibles.

Quand tu traverses des moments difficiles, peut-être qu'un signal clair arrive dans ton cerveau qui dit "Pas cette fois, je vais échouer". Mais en rejetant cette idée et en pratiquant l'auto-compassion, tu permets à ton corps de libérer de la **dopamine** de manière plus équilibrée — ni en excès, ni en pénurie. Une compassion douce peut être comme une boussole qui montre la bonne direction, t'évitant ainsi des montagnes russes émotionnelles. Et, naturellement, rester stable et motivé au quotidien devient alors un peu plus simple.

Mais comment développer cette attitude d'auto-compassion dans ces moments-là ? La première chose que tu peux faire est d'arrêter de te critiquer quand tu trébuches. Eh oui, c'est normal de ne pas réussir à chaque coup. Tu n'es pas un robot. Prends un moment, respire, et dis-toi « C'est bon, ça arrive, qu'est-ce que j'apprends de ça ? ». Réfléchir ainsi t'aide non seulement à surmonter tes revers mais aussi à prendre des mesures réalistes pour t'ajuster et aller de l'avant. C'est comme si tu évaluais les circonstances, mais en mode zen.

Et si je te disais que tu pourrais découvrir les bienfaits de l'auto-compassion ? Pas par magie, mais à travers des actions concrètes et pratiques. Par exemple, au lieu de succomber à des pensées négatives, note ce que tu ressens. Quand les idées noires envahissent ton esprit, remets-les en question, surtout les plus critiques. Souvent, ces pensées suivent des schémas, simples répétitions de ce que tu crois déjà bien connaître. Heureusement, avec de la douceur envers toi-même, il est possible d'apprendre à les dépasser.

Le moment est venu de voir comment cette bienveillance peut concrètement soulager **stress** et coups durs. Imagine une « Technique de Boost Dopamine par l'Auto-compassion », une petite habitude que tu peux adopter pour rendre ce processus plus vivable, plus naturel.

Commence ta première étape en ancrant ton corps dans le présent : respire profondément — même plusieurs fois d'affilée. Cet acte simple prépare ton cerveau à calmer le chaos interne. Ensuite, rappelle-toi mentalement ou redis à voix haute une phrase positive, affirmant l'acceptation. Rien de très original, ça peut être « C'est OK. Je fais de mon mieux. Je vais continuer. » Ça dissipe instantanément toute intensité excessive.

N'oublie pas non plus — adopte un acte tangible, comme écrire dans un journal ou faire une petite balade, histoire de dénouer la situation. Cette petite discipline, en pleine conscience avec ton corps et en bienveillance avec ton esprit, ranime la circulation douce de la dopamine. Et à défaut d'être facile, maintenir cet équilibre devient plus accessible.

Cette pratique met en lumière l'idée principale : s'aimer et se comprendre soi-même évite les hauts et bas extrêmes. L'**équilibre** ? Ça ne s'impose pas par la force. Ça s'installe par une série d'actes bienveillants envers soi, patiemment, nourris par ce genre d'auto-compassion.

Exercice pratique : Concevoir ton plan personnalisé d'équilibre dopaminergique

Commençons par un petit récap des chapitres précédents. T'as appris comment la **dopamine** influence presque tout dans ta vie — **motivation**, concentration, mais aussi comment une dose trop forte peut mener à l'épuisement et aux mauvaises habitudes. On a exploré des techniques simples pour maximiser cette molécule de manière saine : alterner les intensités émotionnelles, éviter la gratification immédiate, et surtout, comprendre les pièges de nos routines quotidiennes. C'est une base solide pour avancer vers un **équilibre** durable.

Maintenant, fais un petit bilan perso. Identifie tes forces et tes points faibles. T'es peut-être un as le matin, mais l'aprèm, tu te laisses facilement distraire ? Ou alors, t'es du genre à te jeter à corps perdu dans un projet, mais tu perds vite ton élan ? C'est crucial de repérer où ça coince pour toi. Comprendre comment ça se passe dans ton quotidien t'aidera à personnaliser tes stratégies.

Une fois tes forces et défis cernés, crée une liste sur mesure. Par exemple, si t'as tendance à perdre ton temps sur les réseaux, tu pourrais limiter l'utilisation de certains appareils à des moments précis. Si t'as du mal à démarrer le matin, une routine bien ficelée dès le réveil pourrait faire l'affaire. Vas-y, note en vrac les idées ou astuces dont on a déjà causé — celles qui t'ont vraiment tapé dans l'œil.

Ensuite, il te faut un **système** simple pour mesurer tout ça, histoire d'ajuster le tir si besoin. Tu pourrais, par exemple, te fixer des moments dans la semaine pour réfléchir à ce qui a bien marché ou pas. Pas besoin de te prendre la tête — quelques notes rapides sur ton ressenti suffiront. Le but, c'est d'avoir un petit tableau de bord de tes progrès pour éviter que les mauvaises habitudes ne s'installent en douce.

Passe maintenant à la partie "soutien". Se motiver tout seul, c'est possible, mais avoir des potes ou des collègues avec qui partager tes avancées, c'est le top. Si certains sont aussi dans le même bateau que toi côté dopamine, trouver des façons de suivre vos progrès ensemble serait l'idéal pour renforcer tes efforts.

Sois aussi ouvert aux nouvelles **découvertes**. Le monde des habitudes et de la dopamine bouge sans cesse, et c'est cool, car ça t'offre plein de nouvelles techniques potentielles pour booster ton équilibre. Engage-toi à intégrer régulièrement de nouvelles astuces pour que ta routine ne tombe pas dans la monotonie. Le savoir évolue, ton plan aussi !

Dernière étape : rédige ton « **Manifeste** d'Équilibre de la Dopamine. » Mets-toi en tête que c'est un engagement à long terme envers toi-même pour ton bien-être. Note-y ce que tu trouves essentiel dans ton équilibre : routines, méthodes, et même des petites phrases qui te motivent. C'est ton guide perso pour tenir le cap et te rappeler ce qui compte vraiment pour toi. Un petit rappel quotidien qui booste, ça fait jamais de mal !

En Conclusion

Dans ce chapitre, tu as appris l'importance de maintenir des niveaux de **dopamine** stables sur le long terme. Une **routine** structurée et adaptée aux différents moments de ta vie joue un rôle crucial dans cette régulation. Une attitude **bienveillante** envers toi-même est également essentielle pour préserver un équilibre global sur la durée.

En résumé, ce chapitre t'a permis de comprendre pourquoi une routine est si importante : avoir un arrangement quotidien aide à maintenir un niveau de dopamine cohérent. Tu as aussi découvert des **stratégies** pour t'adapter, car les méthodes pour réguler la dopamine varient selon les étapes de la vie. Tu as appris à surmonter les **défis** des plateaux, ces moments où rien ne semble fonctionner.

La **bienveillance** envers toi-même s'est révélée cruciale, surtout pendant les moments difficiles. Tu as aussi compris l'importance de créer un **plan** personnel pour trouver et maintenir un équilibre.

Ces **conseils** vont te permettre de prendre tes propres mesures pour un équilibre durable de la dopamine. C'est maintenant à toi de jouer ! Applique ce que tu as appris pour cultiver une vie **équilibrée** et épanouie. Allez, lance-toi et fais-toi confiance !

Pour conclure

Ce livre t'a **guidé** vers une meilleure compréhension de la dopamine, t'offrant les outils nécessaires pour naviguer dans un monde où son équilibre est crucial. Le but de ce voyage était simple : identifier les déséquilibres de dopamine dans ta vie, apprendre à les réguler avec des méthodes scientifiquement validées, et te conduire à un état d'esprit où tu ressens une **motivation** authentique, un véritable bien-être, et surtout, une vie équilibrée sans dépendre de mauvaises habitudes.

Tu as exploré le rôle de la dopamine dans le cerveau, notamment comment elle influence ton humeur, ta motivation, et ta manière de prendre des décisions. Tu as saisi à quel point la dopamine est centrale dans le mécanisme de **récompense**, et comment des déséquilibres peuvent affecter ton quotidien.

Ensuite, ce voyage t'a montré les dangers de vivre dans un monde surchargé de stimuli qui sollicitent constamment la production de dopamine. On a aussi parlé de ceux qui sont piégés dans une culture de gratification instantanée, et à quel point cela peut dérégler tes niveaux de dopamine, nuisant à ton bien-être.

Tu as plongé dans les détails de l'**équilibre** entre plaisir et douleur régulé par la dopamine, et comment restaurer cet équilibre naturel lorsque les choses vont trop loin. La reconnaissance des signes d'un déséquilibre de dopamine en toi, qu'ils soient dus à une carence ou à un excès, t'aide à ajuster ton quotidien.

Le bouquin a ensuite examiné la **science** de la régulation de cette neurotransmetteur cruciale, ainsi que l'importance de l'alimentation, de l'exercice physique, et du sommeil dans le maintien d'une bonne santé neuronale. Enfin, tu as appris à moduler ton exposition aux stimuli pour prévenir une surcharge dopaminergique et mis en place des stratégies plus équilibrées pour soutenir ta motivation à long terme.

Et maintenant ? Avec tout ce que tu as appris, la voie est tracée vers une vie plus **épanouie**, construite sur un équilibre sain entre plaisir et productivité, entre moments de calme et activité. En ayant intégré des habitudes qui soutiennent une régulation naturelle de ta dopamine, tu seras mieux équipé pour naviguer dans les défis de la vie moderne. Tes sentiments de désorientation seront maintenant remplacés par un sentiment profond de clarté et de **bien-être**. Les outils sont entre tes mains pour rester centré, productif, et plus heureux dans un monde qui exige beaucoup de toi.

Pour continuer à avancer vers ce nouvel équilibre, je t'invite à approfondir tes connaissances et à renforcer tes stratégies personnelles à travers d'autres contenus qui complètent ce guide.

Pour en savoir plus, jette un œil à ce lien :

https://pxl.to/LoganMind

Rejoignez mon équipe de critiques !

Je tiens à te remercier sincèrement de **lire** mon livre. Ton soutien signifie beaucoup. Si tu aimes la **lecture** et souhaites m'aider, j'aimerais t'inviter à rejoindre mon équipe de critiques. Cette **équipe** est pour les passionnés de lecture qui souhaitent recevoir des copies gratuites de mes prochains **livres**. En échange, je demande simplement des retours honnêtes qui m'aideront dans mon **travail** d'écriture.

Comment rejoindre l'équipe des critiques :

Tu cliques sur le lien ci-dessous. Tu t'inscris en utilisant ton email. Tu recevras des **notifications** à chaque sortie d'un nouveau livre, ainsi qu'une copie gratuite pour donner ton **avis** !

Rejoins l'**équipe** via ce lien :

https://pxl.to/loganmindteam

Aidez-moi !

Lorsque tu **soutiens** un auteur indépendant, tu soutiens un **rêve**.

Quand tu auras **terminé** de lire, si ce bouquin t'a plu, je te serais super **reconnaissant** de prendre quelques minutes pour laisser un retour honnête.

En partageant ton avis, tu aides non seulement d'autres lecteurs à **découvrir** ce livre, mais tu me permets aussi de continuer à **écrire** et à m'améliorer. Ta voix compte énormément, c'est grâce à des lecteurs comme toi que je peux réaliser mon **rêve** d'écriture.

• Si t'as kiffé ta lecture, merci de cliquer sur le lien ci-dessous pour partager ton opinion.

• Si t'as des idées pour améliorer ce bouquin, n'hésite pas à me contacter via l'adresse e-mail que tu trouveras sur le lien ci-dessous.

Tu peux aussi scanner le QR code à la fin du livre pour accéder au lien directement.

Ça ne te prendra que quelques secondes, mais ça peut faire toute la **différence** !

Visite ce lien pour laisser un retour :

https://pxl.to/12-tpod-lm-review